HYGIÈNE DES YEUX

OU

TRAITÉ DES MOYENS D'ENTRETENIR LA VUE,

DE FORTIFIER LA VUE FAIBLE,

ET DE CONSERVER LA SANTÉ EN GÉNÉRAL.

Paris. — Impr. d'A. René et Comp., rue de Seine, 32

HYGIÈNE DES YEUX

OU

TRAITÉ DES MOYENS

D'ENTRETENIR LA VUE, DE FORTIFIER LA VUE FAIBLE,

ET DE CONSERVER LA SANTÉ EN GÉNÉRAL ;

PRÉCÉDÉ

D'UN ABRÉGÉ DE L'EXPOSÉ DE LA MÉTHODE RÉSOLUTIVE,

PUBLIÉ EN 1838,

POUR LA GUÉRISON DES MALADIES DES YEUX,

MÊME DE CELLES QUI SONT RÉPUTÉES INCURABLES,

SANS OPÉRATION ET SANS L'EMPLOI DES INSTRUMENTS TRANCHANTS ;

PAR J.-A. GOULLIN,

Docteur en médecine de la Faculté de Montpellier ; membre honoraire de la Société
royale de Médecine de Marseille, etc., etc.; ancien médecin militaire; médecin-
oculiste de l'Institut des Frères des Écoles chrétiennes et de l'œuvre du
Patronage des jeunes filles abandonnées, etc., etc.

OUVRAGE

destiné à toutes les classes de la société, mais plus particulièrement aux artistes,
aux hommes de cabinet et aux gens de lettres.

Il vaut mieux prévenir le mal que de le
guérir ; il ne suffit pas de vivre, mais il faut
encore jouir de la vue et de la santé.

DEUXIÈME ÉDITION,

CONSIDÉRABLEMENT AUGMENTÉE.

PARIS,

CHEZ L'AUTEUR, RUE SAINT-HONORÉ, 353.

1843

PREMIÈRE PARTIE.

PRÉFACE.

Nous nous proposons de publier dans un ouvrage complet les succès que nous ont fait obtenir les moyens curatifs que nous avons employés dans un grand nombre de maladies d'yeux, dont la guérison a été complète et solide; mais, avant cette publication, nous croyons devoir, par un abrégé, faire connaître notre méthode résolutive, avec laquelle nous sommes parvenu à guérir les ophthalmies invétérées, les taies et les taches blanches sur la cornée transparente (*albugo*), les staphylômes, les hydrophthalmies (hydropisies du globe de l'œil), les fistules lacrymales, la paralysie des paupières et celle des muscles de l'œil; le strabisme, les gouttes-sereines (amaurose), les cataractes commençantes; toutes maladies considérées jusqu'à ce jour comme à peu près incurables.

Cet abrégé, suivi de plusieurs observations, formera la première partie de ce traité.

Nous allons insérer également ici quelques faits nouveaux et intéressants, relatifs à la guérison de divers malades dont nous consignons les noms, âges et domiciles, afin que le lecteur puisse s'assurer de la réalité de ces cures.

M. Raimbert, âgé de trente-sept ans, Frère et directeur des Ecoles chrétiennes de Bayeux, *à Bayeux*, après un mois et demi de traitement, a pu lire avec cet œil.

1° *Ophthalmie invétérée* de l'œil gauche, avec taie et ulcération à la cornée transparente depuis dix-sept ans, ne permettant pas de distinguer les caractères d'imprimerie.

M. Alfier, âgé de dix-huit ans, Frère novice des Ecoles chrétiennes, *passage Saint-Roch*. Guérison complète ; lecture facile.

2° *Ophthalmie chronique* de l'œil gauche, avec taie et ulcération profonde à la cornée depuis plusieurs mois.

Désiré Lair, âgé de douze ans, élève des Ecoles chrétiennes, *passage Saint-Roch*. Guérison complète, lecture facile.

3° *Albugo* avec *ophthalmie scrofuleuse* de l'œil droit, depuis plusieurs mois.

Mlle Marie Cheminade, âgée de treize ans, *rue de Sèvres*, 94. Après cinq mois de traitement, guérison complète, sans difformité, avec entier recouvrement de la vue.

4° *Albugo* avec *hydrophthalmie*; œil gauche très-volumineux, couvert d'une large tache blanche qui cachait toute la cornée. Paupière supérieure squirrheuse. Vision absolument nulle.

Mlle Constance Coffer, âgée de trois ans et demi, *rue Notre-Dame-de-Nazareth*, 23; après quatre mois de traitement, perçoit les objets, distingue les couleurs et commence à se conduire seule.

5° *Albugo très-large et très-épais*. Cornée transparente entièrement blanche. *Aveugle de naissance*, n'ayant jamais perçu la moindre clarté, pas même celle d'une chandelle qu'on rapprochait le plus près possible de l'œil.

M. François Demarthe,

6° *Amaurose*, de l'œil gau-

âgé de trente-six ans, Frère et directeur des Ecoles chrétiennes de Sedan, *à Sedan*, après un mois et demi de traitement, percevait les objets et lisait couramment.

M. Jean - Chrisostome, âgé de soixante-cinq ans, frère assistant de l'institut des Frères des Ecoles chrétiennes, *rue du Faubourg-Saint-Martin*, 167, après deux mois de traitement, a pu lire avec cet œil.

M. Leguay, rentier, âgé de soixante-seize ans, *rue Ventadour*, 11, après deux mois et demi de traitement, percevait les objets et lisait couramment.

M. Geandron, rentier, âgé de soixante-sept ans, *rue des Vieilles-Étuves*, 11, après quatre mois de traitement, se conduisait seul et lisait les caractères d'imprimerie.

che, avec douleurs de tête violentes, depuis quatre ans, qui ne permettait de distinguer les objets que d'une manière confuse.

7° *Cataracte commençante* de l'œil droit depuis plus d'un an, qui ne permettait pas de lire les caractères d'imprimerie.

8° *Cataracte commençante* de l'œil gauche depuis dix-huit mois, empêchant de distinguer les objets.

9° *Cataracte* des deux yeux, ne laissant pas au malade la faculté de se conduire.

EXPOSÉ

DE LA

MÉTHODE RÉSOLUTIVE.

Les maladies chroniques ont été dans tous les temps l'écueil de la médecine, sous le rapport thérapeutique, et les affections de l'organe de la vue, plus que toutes les autres, sont demeurées jusqu'à ce jour dans le domaine de l'empirisme, sans que l'expérience ait encore sanctionné aucun de ses moyens.

Des praticiens habiles ont jugé plusieurs de ces maladies incurables : les ophthalmies invétérées, les taches de la cornée transparente, les cataractes commençantes, les gouttes sereines, etc.; et, en effet, ces affections ne font que s'aggraver quand elles sont abandonnées à elles-mêmes.

De tous les maux qui affligent l'espèce humaine, les maladies des yeux réclament le plus les progrès de l'art. Frappé de cette grande vérité, nous nous sommes long-temps occupé des moyens à prendre pour parvenir à leur guérison, et c'est à la suite de profondes méditations que nous sommes parvenu à trouver une méthode propre à atteindre ce but.

La tâche n'était pas facile : il s'agissait d'un des organes les plus compliqués dans sa structure, le plus difficile à comprendre dans l'exercice de ses fonctions normales, et le plus délicat à instrumenter dans ses maladies. Il fallait cependant trouver des moyens énergiques dont l'application immédiate déterminât une action dans toutes les parties, sans exciter d'in-

flammation ni altérer la sensibilité : les collyres excitans
dont on se sert, ou restent sans effet, ou exposent à
des inflammations violentes. Quant aux collyres narcotiques, ils usent la sensibilité des membranes de
l'œil, obscurcissent la vue, et leur usage, long-temps
continué, peut déterminer l'amaurose. Or trouver
des moyens curatifs qui ne laissent après eux aucune
trace de lésion était réellement un problème : il est
constant que tous les hommes de l'art qui se sont occupés des maladies des yeux ont eu pour but de le
résoudre ; mais il n'est pas à notre connaissance
qu'avant nous on y fût parvenu.

Les médicamens que nous employons sont à l'état liquide et appliqués immédiatement sur le globe de l'œil
malade; ils sont pris dans toutes les classes des remèdes;
ils excitent plus ou moins les voies lacrimales et le
canal nazal : des larmes abondantes coulent des paupières et des mucosités copieuses sortent des narines.
Cet état de simple excitation dure de 10 à 30 minutes,
et ne laisse après lui aucune trace ; mais les moyens
dont nous nous servons, tout en provoquant ces sécrétions abondantes, stimulent en même temps les vaisseaux lymphatiques absorbans, et les rendent propres
à débarrasser les membranes et les humeurs de l'œil
des fluides épanchés et de l'albumine concrétée qui
troublent leur transparence. Le pansement est renouvelé tous les jours et continué jusqu'à parfaite guérison.
Les maladies qui affectent l'extérieur du globe de l'œil
guérissent plus promptement que celles qui se portent
sur l'intérieur. Toutes les fois que le cas l'exige, nous
faisons concourir le traitement général avec les
moyens locaux. C'est alors à la médecine révulsive
que nous avons recours ; mais nous évitons avec

le plus grand soin l'emploi de tout moyen qui serait dans le cas de déterminer l'irritation du cuir chevelu et des alentours de la tête, parce que l'expérience nous a démontré les graves inconvéniens attachés à l'emploi des frictions, des vésicatoires, des sétons, des moxas, et généralement de tout ce qui peut déterminer un travail quelconque sur les parties en connexion avec le globe de l'œil, et, sous ce rapport, nous sommes d'accord avec les praticiens de nos jours.

C'est un fait vulgaire qui ne peut échapper qu'au petit nombre de médecins encore égarés par la passion anti-phlogistique, que les évacuations sanguines copieuses, saignées, sangsues autour de la tête, etc., déterminent, dans la plupart des cas, l'obscurcissement de la vue et même la cécité. Nous avons dû bannir de notre méthode ces moyens, sans nous les interdire chez les sujets d'un tempérament éminemment sanguin ; mais alors employant seulement quelques sangsues au fondement, dont l'application est renouvelée à des intervalles plus ou moins éloignés. Nous évitons avec soin de tourmenter inutilement nos malades, et comme nous sommes persuadé que tout ce qui peut rendre la vie agréable et fortifier l'organisme concourt à l'efficacité de notre méthode, nous conseillons la distraction, la gaîté, les amusemens, les courses à la campagne, un exercice modéré, un air pur, une nourriture saine et tonique, et enfin tout ce qui peut donner à la vie une nouvelle activité, et aux vaisseaux lymphatiques absorbans une plus grande excitation.

On voit, par ce qui précède, que la méthode résolutive est basée sur l'état du système absorbant. Son mode d'action est de fortifier les vaisseaux lymphatiques, d'augmenter leur caloricité et leur degré de vie. C'est en leur donnant une nouvelle tonicité qu'elle favorise l'absorption de la lymphe épaissie ou de l'albumine concrétée, résultat d'inflammation légère et prolongée qui a pour effet de produire un accroissement de nutrition dans les diverses parties qui composent le globe de l'œil, sans en excepter même le cristallin. Cette lentille n'est pas un véritable dépôt corné, comme l'ont pensé quelques anatomistes: elle participe à toutes les fonctions de la vie, elle a une nutrition qui lui est propre, bien que l'observateur ne puisse pas suivre, le scalpel en main, les vaisseaux chargés d'apporter les matériaux de cette nutrition et d'en retirer les produits. Notre méthode a pour but de suivre dans sa marche la nature qui fait toujours effort pour se débarrasser de tout ce qui gêne son action. Résolvant ainsi les tumeurs, les engorgemens et les liquides épanchés dans le tissu cellulaire; mais comme c'est de l'œil dont nous nous occupons actuellement, nous allons examiner ce qui se passe dans cet organe, lorsque, conservant encore toute son énergie, des liquides étrangers aux différentes humeurs qui remplissent ses cavités viennent troubler leur transparence, tels que le pus, le sang, la bile. Nous voyons alors que ces liquides sont absorbés plus ou moins promptement, et que les humeurs de l'œil reprennent leur limpidité et leur transparence premières. On a vu des cataractes commençantes, et même avancées, disparaître après un certain laps de temps.

Janin et *Boyer* ont vu des guérisons de ce genre qu'ils ont cru être le résultat de la fonte du cristallin. *Scultet* assure avoir détruit cette maladie en introduisant dans l'œil du fiel de brochet épaissi avec du sucre. *Celse*, *Fabrice d'Aquapendente*, et beaucoup d'autres avant eux, avaient obtenu, dans certains cas, la résolution du cristallin, devenu opaque, par des remèdes fondans appliqués à l'extérieur comme topiques. *Schenkius* et *Lafaye* disent avoir vu des cataractes compliquées d'affections siphilitiques dissipées par l'usage du mercure ; et ce serait une erreur de croire, comme l'ont annoncé quelques modernes, que, dans ces cas, pour ainsi dire équivoques, la cécité résulte plutôt de l'opacité de la membrane capsulaire que du corps du cristallin.

« Le cristallin cataracté, habituellement plongé
« dans l'humeur de *Morgagni*, s'y fond souvent en
« grande partie, et quelquefois même complètement
« en se réduisant en flocons blanchâtres mêlés de séro-
« sité. » (*Quatrième volume du Dictionnaire des sciences médicales*, page 299.)

Les ressources de l'art ont été jusqu'à présent insuffisantes pour la guérison des cataractes anciennes, surtout chez les vieillards ; néanmoins, il est constant que la méthode résolutive a, dans certains cas de cataractes commençantes bien constatées, obtenu une guérison complète.

Or, qui ne sait pas aujourd'hui que les cinq sixièmes des cataractes sont molles à leur début, et que le malade qui veut recouvrer la vision est obligé d'attendre une ou plusieurs années qu'elles prennent de la consistance pour se soumettre à l'opération. Aussi lorsque nous disons qu'une cataracte n'est pas arrivée au degré de maturité nécessaire pour être opérée, nous entendons qu'elle est encore trop molle et que son état de mollesse s'oppose au succès de l'opération.

Quoique cette opération se fasse souvent sans douleur, les accidens qui la suivent sont quelquefois tellement graves que beaucoup de praticiens préfèrent attendre que les deux yeux soient entièrement cataractés, c'est-à-dire que le malade soit devenu aveugle, pour la pratiquer.

L'inflammation produite dans un œil se communique facilement à l'autre : l'opération du seul œil cataracté peut compromettre l'œil sain, ce qui explique bien le motif des temporisations chirurgicales.

Les praticiens savent que le succès ne couronne pas toujours la dextérité de leurs mains ; bien au contraire, dans un grand nombre de cas, des accidens imprévus qui en sont indépendans rendent nulle l'habileté la plus consommée.

Le lecteur trouvera l'article suivant extrait du quatrième tome du *Dictionnaire des sciences médicales*, page 304, qui le mettra à même de juger combien cette opération présente de chances de revers.

« Avant d'entreprendre l'opération de la cataracte, « par l'une ou l'autre méthode, il faut s'assurer s'il « n'existe pas des complications qui la contre-indi- « quent et qui la rendraient inutile ou dangereuse, ou « qui exigent un traitement particulier ou préalable : « l'œil est un organe doué d'une grande sensibilité ; « ses rapports avec le cerveau sont intimes ; son in « fluence sur le reste de l'économie animale est grande ; « toute opération dont il est sujet, entraîne nécessai- « rement un certain degré d'irritation et quelquefois « une inflammation grave. L'opération dont il s'agit « peut donc hâter la marche d'une autre maladie dont « le terme ne peut être que fatal ; elle peut en déve-

« lopper d'autres qu'il aurait été au pouvoir de l'art
« de prévenir, et qu'il n'a pas la puissance d'arrêter;
« elle peut enfin entraîner la perte de l'organe et cau-
« ser une difformité fâcheuse dans des cas où il est im-
« possible qu'elle ait aucun succès.

« Il faut absolument s'en abstenir, dans le cas de
« cataracte compliquée de *staphylôme*, ou prolonge-
« ment conoïde de la cornée transparente, d'*hydro-
« phthalmie*, d'*atrophie* du corps vitré, et de *cancer* du
« globe de l'œil ou de la conjonctive. Il est inutile
« d'opérer dans les cas où l'amaurose complique la
« cataracte, et dans ceux où une taie occupe une si
« grande étendue de la cornée transparente, qu'après
« l'opération les rayons lumineux ne pourraient pé-
« nétrer au fond de l'œil, même en pratiquant une
« pupille artificielle. On ne doit pas opérer sans trai-
« tement médical préalable, dans les cas de *fluxion*
« habituelle des paupières et de la conjonctive, de
« récidives fréquentes d'*ophthalmie* surtout apoplecti-
« que, de *sensibilité* vicieuse de l'œil, d'*ulcères* de la
« cornée transparente, de *resserrement* extrême de la
« pupille, d'*inflammation* chronique et habituelle de
« l'intérieur du globe, de *diathèse* scrophuleuse, de
« *gonorrhées* vénériennes, de *douleurs de tête* rhuma-
« tismales, goutteuses ou catarrhales; enfin pendant
« la durée d'un *rhume* ou de tout autre affection de
« poitrine, ayant la toux pour symptômes. »

Or, puisque l'opération de la cataracte, dans la plupart des cas, ne répond point à l'attente du malade et
de l'opérateur même le plus habile, ne serait-ce pas
faire faire un pas immense à la science, que d'obtenir
la résorption des matières qui rendent le cristallin

opaque, ou bien la membrane cristalloïde, l'humeur de Morgagni, etc.

En théorie, on ne voit pas pourquoi la méthode excitante et résolutive ne guérirait pas ces maladies, puisqu'elle a pour effet de donner l'action et l'énergie qui, seuls, peuvent déterminer le développement des forces médicatrices de la nature ; en pratique, les faits sont nombreux pour répondre de son efficacité.

En observant la marche de la nature et ces procédés dans les maladies qui affectent les divers tissus de l'œil, voici quel est le phénomène général qu'on peut remarquer.

Prenons pour exemple l'ophthalmie invétérée, qui est la maladie qui affecte la membrane la plus extérieure de l'œil (la conjonctive), nous voyons que cette affection n'est qu'un engorgement permanent des vaisseaux sanguins propres à cette membrane : nous la combattons par des excitans résolutifs, et en peu de temps nous obtenons une parfaite guérison.

Il est alors bien démontré que ce n'était que le défaut de la contractilité des tissus qui avait causé l'engorgement des vaisseaux sanguins de cette membrane et la stase (1) des liquides, et alors il nous sera permis d'attribuer à la même cause cet amas d'albumine concrétée sur les cornées transparentes, qui produit les taies (albugo) qui rétrécissent le cercle de la vision, et amènent après elle la cécité.

Cette manière de comprendre les choses ne pourra paraître étrange qu'à ceux qui n'auront pas remarqué

(1) *Stase*, séjour du sang ou des humeurs, tellement engagés dans les vaisseaux les plus ténus, que leur circulation en est ralentie et quelquefois interrompue.

que dans les couches les plus intimes de nos tissus, quelque ténus qu'ils soient, se trouvent des réseaux vasculaires infiniment déliés, qui sont le siége d'une circulation particulière, et qui, comme les vaisseaux les plus apparens, sont susceptibles d'engorgement. Ce qui nous trompe et nous fait prendre pour une véritable imbibition ce qui n'est qu'un engorgement vasculaire, c'est le rapprochement même des rameaux et l'imperfection de notre vue ; armons-la d'un appareil grossissant, et assistons aux premiers développemens de la maladie, pour comprendre son mode de formation.

Quant à l'obscurcissement du cristallin, de sa capsule, de l'humeur de Morgagni dont les opacités déterminent les divers genres de cataractes, ne prennent-elles pas encore leur origine dans la même cause? Et pour ce qui concerne l'amaurose (goutte-sereine), lorsqu'elle provient de la phlogose de la rétine qui altère sa sensibilité et paralyse son action, ne rentret-elle pas dans la même doctrine?

D'après ce qui vient d'être dit, on comprend comment les remèdes que nous appliquons sur la conjonctive excitent son énergie sans l'enflammer, et en déterminant une abondante sécrétion dans les appareils lacrimal et pituitaire doivent produire d'une part une dérivation utile, et d'une autre, propager de proche en proche, dans tous les tissus malades, l'incitation nécessaire pour repousser le mal.

Pour constater l'efficacité de notre méthode, nous extrairons du grand nombre de guérisons opérées celles qui nous paraissent le plus dignes de fixer l'attention.

L'observation rigoureuse des faits est la chose importante en médecine, et leur simple énoncé, lorsqu'il est fait avec vérité, est plus capable d'apporter la conviction dans les esprits que ne le sont les théories qui excitent toujours la méfiance, quand elles ne viennent pas à l'appui d'un grand nombre de guérisons bien constatées.

Nota. A une époque où l'on reproche, peut-être avec raison, tant d'infidélités dans les observations médicales et le récit des faits, nous avons cru devoir, en suivant l'exemple d'*Ambroise Paret*, de *Baillou* et du grand *Rivière*, indiquer les noms et la demeure des malades que nous avons soignés, comme un témoignage vivant et positif du succès de notre méthode.

PREMIÈRE OBSERVATION.

OPHTHALMIE INVÉTÉRÉE INTERCEPTANT LA VISION DE L'OEIL DROIT. — VUE TROUBLE DE L'OEIL GAUCHE.

Madame Macquart, rue Richer, 27, à Paris, âgée de 62 ans, était affectée depuis long-temps d'une ophthalmie invétérée qui lui permettait cependant de se livrer à ses occupations ordinaires. Dans le courant de mai dernier, l'engorgement des vaisseaux de la conjonctive oculaire augmenta tellement que la vision fut presque interceptée. Madame Macquard quitta ses occupations et eut recours à plusieurs traitemens qui ne firent qu'aggraver sa position. Le 15 août, lorsqu'elle se présenta à notre pansement, elle était dans l'état suivant :

OEil droit : Cornée fortement injectée, pupille invisible, ne pouvant supporter la clarté du jour.

OEil gauche : Cornée moins injectée, pupille découverte, perception de la lumière, mais vue trouble.

La malade est pansée d'après notre méthode. Elle
est mise à l'usage d'une boisson dépurative et de doux
laxatifs, pris tous les cinq jours.

Le 31. Les deux yeux sont dans leur état naturel,
la vision est entièrement rétablie, la guérison est
complète.

RÉSUMÉ.

Ophthalmie invétérée interceptant la vision de l'œil
droit, vue trouble de l'œil gauche.

Cet état est aggravé par suite de plusieurs traitemens.

Soumise à notre méthode, guérison complète dans
l'espace de 16 jours.

DEUXIÈME OBSERVATION.

(Extrait de la Gazette des Hôpitaux civils et militaires
de Paris, n° 104, 6 septembre 1838.)

OPHTHALMIE INVÉTÉRÉE COMPLIQUÉE DE STAPHYLÔME ET
DE CÉCITÉ, GUÉRIE PAR LA MÉTHODE RÉSOLUTIVE DU
DOCTEUR GOULLIN.

Mademoiselle Stéphanie Savel, âgée de 15 ans, rue
Saint-Denis, n. 366, avait toujours eu les yeux sains,
lorsqu'elle fut atteinte d'une violente ophthalmie dans
le courant de février 1836.

Cette affection détermina une tache (albugo) sur
la cornée transparente de l'œil droit, et se perpétua
sur l'œil gauche pendant deux ans ; elle parvint à in-
tercepter la vision en se compliquant d'un staphy-

lôme à la partie inférieure de la cornée, qui empêchait l'occlusion des paupières.

Le 18 juillet 1838, mademoiselle Stéphanie Savel
s'est présentée à notre pansement; elle était dans
l'état suivant :

OEil droit : Albugo s'étendant en partie sur la cornée transparente, gênant la vision.

OEil gauche : Conjonctive très injectée; pupille invisible; cornée transparente, bleuâtre; staphylôme de
la grosseur d'un pois, situé à la partie inférieure du
globe de l'œil, empêchant l'occlusion des paupières;
perception, à peine, de la clarté du jour. La malade est
pansée d'après notre méthode, et est mise à l'usage
d'une boisson dépurative.

29 *juillet*. OEil droit : Diminution de la tache.

OEil gauche : Conjonctive à peine injectée; pupille
découverte; diminution du staphylôme.

7 *août*. OEil droit : La tache est peu visible.

OEil gauche : Conjonctive dans l'état normal; le
staphylôme ne s'aperçoit plus; la vision est rétablie.

12 *août*. OEil droit : Point blanc à peine visible.

OEil gauche : Etat normal; la vision est entièrement
rétablie.

MM. les docteurs Gaudran et Nauche ont vu la
malade.

GOULLIN, D.-M. M.,
Rue du Marché-Saint-Honoré, n. 15.

Paris, 15 août 1838.

RÉSUMÉ.

Albugo, staphylôme et cécité, résistant pendant
près de deux ans et demi à divers traitemens.

Soumis à la méthode résolutive, amélioration sensible au bout de 11 jours. Vision rétablie dans l'œil gauche au bout de 20 jours ; enfin vision entièrement établie dans les deux yeux le vingt-cinquième jour du traitement.

Nota. Malgré la prévention qui existe contre les témoignages de reconnaissance donnés par les malades, qu'on suppose être faits à l'instigation des médecins eux-mêmes, je n'ai pas cru devoir m'abstenir de rapporter les lettres de MM. Fautrier, de La Boulie, Rey de Foresta, de M. Bridault, de madame Konn, née Lamotte, etc., puisqu'elles sont l'expression de la vérité.

TROISIÈME OBSERVATION.

OEIL DROIT : TAIE (ALBUGO) AVEC CÉCITÉ COMPLÈTE ; OEIL GAUCHE : TAIE LÉGÈRE, VISION TROUBLE.

(Extrait de la *Gazette du Midi*).

AU RÉDACTEUR.

Marseille, le 24 février 1838.

Monsieur,

Permettez-moi de recourir à votre journal pour donner de la publicité à un fait qui me paraît de quelque importance dans le traitement d'une maladie bien commune parmi les enfans.

Une violente ophthalmie s'était déclarée chez une de mes filles dès l'âge de deux ans. Un traitement suivi avec opiniâtreté, pendant plusieurs années, avait enfin réussi à calmer la forte irritation qui, long-temps, m'avait fait craindre pour cette malheureuse enfant une cécité complète. Mais l'inflammation avait exercé sa funeste influence : une taie large et compacte tapissait la cornée de l'œil droit, qui n'apercevait plus les objets. L'œil gauche avait été moins maltraité. La tache que l'ophthalmie y avait imprimée était assez légère pour laisser aisément distinguer les couleurs de l'iris.

Les nombreux remèdes dont l'emploi m'avait été prescrit par des praticiens habiles, étaient restés infructueux, ou n'avaient amené qu'une bien faible amélioration dans la vue de ma fille. N'osant plus rien espérer des secours de l'art, j'en étais réduit à me confier aux efforts de la nature, lorsque j'appris que plusieurs personnes, atteintes de maux d'yeux, avaient été guéries par un procédé particulier à M. le docteur Goullin. Je crus devoir le consulter; et, sans trop oser croire à l'efficacité du moyen dont il se sert, j'en fis l'application sur l'œil qui, comme je viens de le dire, se trouvait, en quelque sorte, frappé de cécité. Le remède ne tarda pas long-temps à produire l'heureux effet que M. Goullin s'en était promis. Il ne m'appartient point d'expliquer son mode d'action; je dirai seulement qu'il détermina d'abord une abondante sécrétion de larmes, sans causer la moindre inflammation dans le globe de l'œil. En même temps, je vis la tache perdre peu à peu de son épaisseur. Sa couleur, d'un blanc mat, s'effaça insensiblement. L'opacité de la cornée diminua de jour en jour d'une manière très sensible, et bientôt la taie, réduite à un léger nuage, n'opposa plus qu'un faible obstacle à l'exercice de la vision. Quarante jours de traitement avaient suffi pour amener cet heureux résultat. Un mois après, ma fille lisait avec facilité de ce même œil qui, naguère, était impropre à discerner les couleurs. Dans le même laps de temps, l'autre œil avait repris toute sa transparence.

Etranger à l'art de guérir, j'ignore, M. le rédacteur, si le remède de M. le docteur Goullin est, comme il l'assure lui-même, également efficace dans d'autres maladies qui affectent le plus précieux de nos sens. Mais ne fût-il employé avec succès que dans les affections de la nature de celle dont ma fille était atteinte, il mériterait encore, ce me semble, d'être signalé et recommandé à la sollicitude des pères de famille.

Agréez, etc.

FAUTRIER,
Adjoint au sous-bibliothécaire de la ville.

RÉSUMÉ.

Mademoiselle Fautrier, âgée de 15 ans, avait perdu l'usage de l'œil droit dès l'âge de deux ans, et n'y voyait que très imparfaitement de l'œil gauche.

Soumise à notre méthode, quarante jours de traitement suffisent pour réduire la taie de l'œil droit à un léger nuage, y ramener l'exercice de la vision, et redonner à l'œil gauche toute sa transparence. Un mois après mademoiselle Fautrier lisait avec facilité de ce même œil qui, pendant treize ans, avait été privé de discerner les couleurs.

QUATRIÈME OBSERVATION.

M. Fautrier m'ayant communiqué sa lettre, je me fais un devoir de joindre mon témoignage au sien, en certifiant que le remède du docteur Goullin a guéri, à Aix, le fils du sacristain de la paroisse Saint-Jean (*intrà muros*), qui était presque aveugle.

Marseille, le 24 février 1838.

DE LABOULIE,
Inspecteur des octrois.

RÉSUMÉ.

Le fils du sacristain de la paroisse Saint-Jean, est âgé de 7 ans; il ne pouvait, depuis plusieurs années, distinguer les couleurs; soumis à notre méthode, deux mois de traitement suffisent pour rétablir entièrement la vision.

CINQUIÈME OBSERVATION.

(*Extrait de la Gazette du Midi, du 27 avril* 1838).

Nous devons également, et dans l'intérêt de l'art de guérir, reproduire la lettre suivante, dont copie nous a été remise.

A M. LE DOCTEUR GOULLIN.

Monsieur,

Vous avez eu la bonté, sur l'appel que j'ai fait à la spécialité de votre talent, de donner vos soins à la jeune *Marron*, aux parens de laquelle je porte un vif intérêt, et qui était atteinte d'une affection ophthalmique qui la privait d'une manière presque absolue de l'usage de son œil droit.

Depuis un mois que cette enfant est soumise au traitement dont vous êtes l'inventeur, elle en a éprouvé les meilleurs effets. Je me suis convaincu par moi-même qu'elle peut aujourd'hui, à l'aide seulement de l'œil qui a été soumis à votre traitement, distinguer des objets presque imperceptibles.

Je me fais un devoir, dans l'intérêt de la société, de rendre témoignage de l'efficacité des résultats que vous avez obtenus dans cette circonstance, et je désire que vous donniez à ma lettre la publicité qui vous paraîtra convenable.

Agréez, etc.

REY DE FORESTA, avocat.

Marseille, le 25 avril 1838.

RÉSUMÉ.

La jeune Marron est âgée de 3 ans et demi ; elle était affectée d'une taie à l'œil droit, avec cécité ; soumise à notre méthode, un mois de traitement a suffi pour faire disparaître la taie et rétablir entièrement la vision.

SIXIÈME OBSERVATION.

TAIE (ALBUGO) DE L'OEIL GAUCHE, COMPLIQUÉE DE STAPHYLÔME DE SUBSTANCE CRAYEUSE DE LA GROSSEUR D'UN POIS. — OCCLUSION INCOMPLÈTE ET DOULOUREUSE DES PAUPIÈRES. — VISION NULLE.

Madame Pons, âgée de 70 ans, habitant Marseille, rue Bouterie, n° 10, avait toujours eu les yeux sains, lorsqu'elle fut atteinte d'une violente ophthalmie de l'œil gauche, qui, après trente-sept jours de durée, laissa sur la cornée une taie de la largeur d'une pièce de 50 centimes (albugo) de substance crayeuse, compliquée de staphylôme de la grosseur d'un pois, de même composition que la taie, qui interceptait entièrement la vision et empêchait de fermer les paupières.

Cette maladie résista à tous les traitemens qui furent adoptés, et ce ne fut que trois ans après, en juillet 1836, que cette dame se présenta à notre pansement; elle était dans l'état que je viens de décrire, mais ce qui la contrariait le plus, c'était la difficulté qu'elle éprouvait à fermer les paupières.

Madame Pons fut pansée d'après notre méthode et mise à l'usage d'une boisson laxative.

Après trois mois de pansemens assidus, le staphylôme avait disparu, l'occlusion des paupières était complète, et la malade distinguait la clarté du jour; mais la taie était cependant encore assez épaisse. Trois mois après la malade y voyait de cet œil, et la vue était rétablie à la fin de l'année. Pendant ce long traitement la malade était purgée de temps en temps.

RÉSUMÉ.

Taie (albugo) de la largeur d'une pièce de 50 centimes, occupant toute la cornée de l'œil gauche, avec un staphylôme de la grosseur d'un pois; occlusion douloureuse des paupières; vision nulle.

Soumise à notre méthode, le staphylôme a disparu après trois mois de traitement, et la lumière perçue. Après six mois, la malade y voyait de cet œil, et après un an la vue était entièrement rétablie.

Nota. L'âge avancé ralentit l'action de la méthode résolutive.

SEPTIÈME OBSERVATION.

CATARACTE DES DEUX YEUX.

M. Eugène, de Marseille, âgé de 12 ans, avait les deux yeux bien conformés, lorsqu'après une chute, sur le dos, il éprouva des douleurs de têtes, en même temps sa vue s'obscurcit de l'œil droit et ensuite de l'œil gauche, à tel point qu'il n'y voyait plus que confusément au grand jour, et que pour bien distinguer les objets il était obligé de rechercher l'obscurité.

Il se présenta, dans l'état suivant, à notre pansement.

OEil droit : Tache grisâtre et immobile derrière la pupille, mobilité de l'iris, cécité complète; seulement le malade distingue la lumière des ténèbres.

OEil gauche : Tache derrière la pupille moins prononcée que dans l'œil droit ; vue obscure. Le malade distingue encore les objets de cet œil.

Tempérament lymphatique, présentant des signes de scrophule.

Les yeux sont pansés deux fois par jour, d'après notre méthode. Le malade est mis à l'usage d'une nourriture succulente, du vin vieux, du sirop de Portal et de la décoction de racine de garance.

Après cinquante jours de traitement, la tache de l'œil gauche avait disparu entièrement, et la vision de cet œil était rétablie. A la même époque, la couleur grise qu'on apercevait derrière la pupille de l'œil droit avait singulièrement pâli, et le malade commençait à distinguer les objets ; enfin, trois mois après, cet œil avait repris toute sa transparence, et la vision était entièrement rétablie.

RÉSUMÉ.

Cataracte complète de l'œil droit, vision nulle; cataracte incomplète de l'œil gauche, vision trouble.

Soumises à notre méthode, cinquante jours suffisent pour opérer la résolution de la cataracte de l'œil gauche et rétablir la vision. En même temps, diminution de la cataracte de l'œil droit, perception des objets; enfin, après cinq mois de traitement, résolution totale des deux cataractes, vision entièrement rétablie.

HUITIÈME OBSERVATION.

CATARACTE DE L'OEIL DROIT.

M.***, âgé de 37 ans (Bouches-du-Rhône), passant une partie de la nuit à écrire, crut voir d'abord de l'œil droit une toile qui couvrait les objets qu'il regardait, phénomène qui fixa peu son attention dans le principe. Mais cette toile lui paraissant de plus en plus épaisse, M.*** finit par ne plus pouvoir fixer la lumière de cet œil, et était obligé de tourner le dos au grand jour pour apercevoir les objets. Il se trouvait dans l'état suivant lorsqu'il se présenta à notre pansement : œil gauche parfaitement sain; œil droit, tache d'un blanc de neige derrière la pupille, restant immobile; contraction vive de l'iris, vue trouble, M.*** accusa une aartre rentrée depuis un an. Le malade fut pansé d'après notre méthode et mis à l'usage d'une décoction de salsepareille, des préparations sulfureuses furent prises intérieurement. Il fut purgé tous les dix jours. Après quatre mois de traitement, la tache de couleur de neige qui était derrière la pupille avait disparu, et deux mois après la vision était entièrement rétablie.

RÉSUMÉ.

Cataracte avancée de l'œil droit chez un homme de 37 ans ; vision confuse. Soumise à notre méthode, disparition de la tache d'un blanc de neige après quatre mois de traitement ; vue entièrement rétablie après six mois.

NEUVIÈME OBSERVATION.

CATARACTE DE L'ŒIL GAUCHE.

Madame ***, âgée de 48 ans (Bouches-du-Rhône), au retour de l'âge depuis neuf ans, avait été affectée, pendant l'époque de la menstruation, de flueurs blanches qui déterminaient parfois des excoriations ; mais, après la cessation du flux menstruel, elles s'étaient supprimées presque tout à coup. Alors madame *** ne tarda pas à s'apercevoir d'un trouble dans la vision de l'œil gauche et que sa vue s'affaiblissait de plus en plus. Madame *** ne pouvait supporter la lumière, et ne distinguait les objets que le matin et le soir.

Lorsqu'elle se présenta à notre pansement elle était dans l'état suivant :

OEil gauche : Tache jaunâtre et immobile derrière la pupille ; les objets perçus ne sont distingués qu'à l'ombre et à petite distance.

L'œil est pansé d'après notre méthode : et la malade est mise à l'usage de la décoction de salsepareille, et du mercure gommeux de Plenk pris à très petite dose vu la débilité de son tempérament.

Après quatre mois de traitement, la tache commençait à diminuer et les objets étaient plus facilement perçus. Enfin, après un an de pansemens continus, la tache ne s'apercevait plus et la vision était rétablie.

RÉSUMÉ.

Cataracte avancée de l'œil gauche avec perte incomplète de la vision chez une femme de 48 ans. Soumise à notre méthode, diminution de la tache après quatre mois de traitement; vision entièrement rétablie et disparition de la tache après un an.

DIXIÈME OBSERVATION.

AMAUROSE (GOUTTE-SEREINE).

M. Louis, âgé de 32 ans, rue Saint-Anastase, n. 1, à Paris, compositeur d'imprimerie, n'avait pas éprouvé d'altération dans sa vue, lorsqu'en janvier 1837, il s'aperçut tout à coup qu'il voyait trouble et que des taches brunâtres s'offraient sur les objets qu'il regardait. Cet état augmenta peu à peu; divers traitemens mis en usage restèrent infructueux.

Le 3 du mois d'août, il se présenta à notre pansement. Il était dans l'état suivant :

OEil gauche : Vue nébuleuse.

OEil droit : Vue trouble, taches noirâtres qui se présentent sur les objets qui s'offrent à la vision : ces objets sont défigurés et déchiquetés.

Les deux yeux sont pansés d'après notre méthode, et le malade est mis à l'usage du sulfate de magnésie à petite dose.

Août 27. Taches moins étendues et moins constantes; les objets sont perçus sous leurs formes ordinaires; la vue est moins trouble.

Septembre 24. Les taches s'aperçoivent peu.

La vision est rétablie.

RÉSUMÉ.

Amaurose (goutte-sereine), résistant pendant dix-huit mois à divers traitemens. Soumise à la méthode résolutive, amélioration sensible au bout de vingt-quatre jours; vision rétablie au bout de cinquante-deux jours de traitement.

ONZIÈME OBSERVATION.

AMAUROSE (GOUTTE-SEREINE) DES DEUX YEUX.

Madame Konn, habitant Marseille, était affectée de goutte-sereine des deux yeux depuis nombre d'années, dont un entièrement perdu et l'autre lui permettant à peine de se conduire. Cette affection avait été combattue par divers traitemens; mais ils étaient restés infructueux, et depuis long-temps la maladie était abandonnée aux seuls efforts de la nature. Lorsqu'elle se présenta à notre pansement, ses yeux étaient dans l'état suivant:

OEil droit : Pupille très-dilatée , quoique l'iris se contracte bien distinctement ; paralysie de la rétine; vision nulle.

OEil gauche : Couleur jaunâtre dans le fond de l'œil moins foncée que dans le droit ; la pupille se contracte bien; vision trouble, et les objets ne sont perçus qu'à une petite distance; corps flottans qui s'interposent entre les objets et la vision.

La malade est pansée chaque jour d'après notre méthode et mise à l'usage des antispasmodiques.

Le trente-neuvième jour du traitement, les corps flottans n'apparaissent plus, et l'œil droit perçoit la lumière.

Trente jours après, la vision est entièrement rétablie.
Madame Konn va dans les rues sans le secours du bras
et distingue les objets à une certaine distance.

RÉSUMÉ.

Goutte-sereine des deux yeux, dont un entièrement
perdu.

Vision très faible de l'autre.

Corps voltigeans dans l'air.

Soumise à notre méthode, trente-neuf jours de traitement suffisent pour percevoir la lumière par l'œil
entièrement perdu et faire disparaître les corps flottans.

Soixante-dix jours suffisent pour compléter la guérison.

Nous croyons devoir transcrire à l'appui de cette
observation la lettre suivante, adressée par la malade
elle-même à sa sœur, épouse de M. L'Éveillé, major en
retraite à Paris, rue des Boulangers, n. 30.

Marseille, le 11 mai 1838.

Ma chère Eugénie,

M. le docteur Goullin va à Paris pour utiliser l'invention d'une méthode pour la guérison des maladies des
yeux.

Personne mieux que moi ne peut en attester l'efficacité, puisque, atteinte d'une goutte-sereine des deux
yeux, depuis nombre d'années, dont un entièrement
perdu et l'autre qui me permettait à peine de me conduire, le traitement de M. le docteur Goullin a produit, en peu de temps, des effets si salutaires que de ma
propre main je puis te tracer ces quelques lignes.

Je suis, etc.,

KONN, née LAMOTTE.

DOUZIÈME OBSERVATION.

OCCLUSION PERMANENTE DES PAUPIÈRES DE L'ŒIL GAUCHE
AVEC TROUBLE DE LA VISION DE L'ŒIL DROIT.

M. Bridault, âgé de 14 ans, pensionnaire de l'Institution Jauffret, à Paris, rue Culture-Sainte-Catherine, n. 10, fut atteint, le 10 juillet dernier, d'une attaque de nerf avec syncope. Il s'ensuivit des mouvemens convulsifs dans toute l'habitude du corps, l'occlusion permanente des paupières de l'œil gauche, et la vue trouble de l'œil droit. Plusieurs médecins virent le malade immédiatement, mais leurs traitemens étant restés sans effet, M. Bridault se présenta à notre pansement le 27 du même mois, dans l'état suivant :

OEil droit : Léger trouble dans la vision; œil gauche, occlusion permanente des paupières, provenant d'un état convulsif des muscles, accompagnée de soubressauts dans les diverses parties du corps.

Le malade est pansé d'après la méthode résolutive. Il est évacué avec l'huile de ricin et mis à l'usage de l'*opiat* antispasmodique de *Garidel*, et de la décoction de racine de valériane pour boisson.

14 *août*. OEil gauche : Léger écartement des paupières, absence des mouvemens convulsifs dans le reste du corps.

28 *août*. OEil droit : Vue nette.

OEil gauche : Écartement total des paupières, contraction nulle du muscle orbiculaire des paupières, et absence des mouvemens convulsifs dans les autres parties du corps.

RÉSUMÉ.

Occlusion permanente des paupières de l'œil gauche avec vision trouble de l'œil droit ; résistance pendant dix-sept jours à divers traitemens.

Soumise à notre méthode, amélioration sensible au bout de dix-huit jours ; bien-être général après trente-deux jours.

Recevant à l'instant le témoignage le plus flatteur de reconnaissance de la part de M. Bridault, père, nous nous faisons un devoir d'insérer sa lettre à la suite de l'observation qui est relative à son fils.

A M. le docteur Goullin, médecin oculiste, rue du Marché-Saint-Honoré, 15, à Paris.

Monsieur,

Je ne sais en quels termes vous exprimer ma reconnaissance au sujet de la cure miraculeuse que vous venez de faire sur mon fils. C'est à vous, Monsieur, que je dois de ne plus être dans le désespoir, où je serais encore, sans votre présence en cette ville ; car plusieurs médecins auxquels j'avais présenté mon fils avaient prononcé une terrible condamnation, c'est-à-dire que l'œil de mon enfant était à jamais perdu ; honneur soit rendue à vos talens, Monsieur, et daignez agréer les vœux que je forme, dans l'intérêt de l'humanité et de la propagation de votre méthode.

J'ai l'honneur, etc.

C. BRIDAULT,

Ex-juge de paix, rue Saint-Antoine, n. 102.

Paris, ce 26 septembre 1838.

TREIZIÈME OBSERVATION.

HYDROPHTHALMIE DE L'OEIL DROIT, COMPLIQUÉE DE CONVULSIONS DES PAUPIÈRES.

M. ***, âgé de 48 ans (Bouches-du-Rhône), avait perdu l'œil gauche depuis plusieurs années par suite d'un coup porté sur le pariétal de ce côté. L'œil droit avait grossi peu à peu et en même temps la vue s'était affaiblie. Malgré l'emploi du moxa sur le vertex, du séton à la nuque, du vésicatoire sur le trajet du nerf sus-orbitaire, des frictions mercurielles sur l'arcade orbitaire, des ventouses scarifiées, etc., dont le traitement durait depuis plus d'un an.

Il se présenta à notre pansement le 14 juin dernier, il était dans l'état suivant : Habitude du corps grêle et émaciée ; figure pâle, bouffie. OEil droit de la grosseur d'un œuf de pigeon, mouvement convulsif des paupières. Vue très faible. L'œil droit est pansé d'après notre méthode. Le malade est mis à l'usage d'un régime tonique et restaurant, et d'une infusion d'arnica.

Ce traitement a duré deux mois et demi. L'œil a repris sa forme ordinaire, le mouvement convulsif des paupières a disparu, les forces sont revenues, mais la vision est demeurée la même.

RESUMÉ

Hydrophthalmie compliquée de convulsions des paupières, d'émaciation, résistant pendant plusieurs années à divers traitemens. Soumise à notre méthode, guérison au bout de deux mois et demi.

QUATORZIÈME OBSERVATION.

FISTULE LACRYMALE BORGNE.

Mademoiselle Laprime, âgée de 29 ans, à Marseille (Bouches-du-Rhône), ne mouchait pas de la narine gauche depuis deux ans ; dès lors elle s'était aperçue que l'œil de ce côté larmoyait davantage que l'autre, et qu'une petite élévation apparaissait à l'angle interne de l'œil, et disparaissait par la pression qui était suivie de l'écoulement de quelques larmes.

Mais cet état fut toujours en augmentant, et lorsqu'elle se présenta à notre pansement la tumeur se trouvait dans l'état suivant : tumeur de la grosseur d'une petite noisette, d'un rouge violet, occupant l'angle interne de l'œil gauche, sécrétion puriforme sortant par la caroncule lacrymale, narine sèche de ce côté ; la pression de la tumeur fait sortir une grande quantité de larmes mêlées d'un liquide sous forme de pus.

La malade est pansée d'après notre méthode ; elle est mise à l'usage des sucs d'herbe dépuratifs, en lui conseillant d'exercer une compression permanente sur la tumeur.

Un mois après, par l'action des remèdes appliqués à l'angle interne de l'œil, l'éternuement eut lieu, quantité de mucus passait déjà par cette narine, et la tumeur allait constamment en diminuant. Enfin, au bout de quatre mois de traitement, les larmes passaient par le canal lacrymal et nazal, et la tumeur ne s'apercevait plus.

Je conseillais l'usage du tabac pris seulement du côté malade.

R ÉSUMÉ.

Fistule lacrymale borgne formée depuis deux ans, guérie dans l'espace de quatre mois par notre méthode.

Comme on le voit, les faits que nous venons de citer se trouvent parfaitement en rapport avec la théorie que nous avons émise sur notre méthode. Nous rapportons à l'appui quatorze observations, dont plusieurs ont été recueillies dans cette capitale, et peuvent être facilement vérifiées. Parmi elles se trouvent un cas d'ophthalmie invétérée chez une femme de 62 ans, guérie en seize jours. Cinq cas de taies (albugo) avec cécité complète d'un œil, chez des sujets âgés depuis 3 ans jusqu'à 70 ans. La méthode résolutive n'a mis que deux mois pour faire disparaître cette maladie chez les jeunes personnes, et un an pour obtenir la guérison de la personne âgée. Trois cas de cataracte commençante ou avancée, observés chez un jeune garçon de 12 ans, chez un homme de 37 ans, et chez une femme de 48 ans, guéris dans l'espace de cinq mois à un an. Deux cas d'amaurose ou goutte-sereine, guéries chez deux personnes adultes dans l'espace de deux mois et demi. Un cas d'occlusion permanente des paupières chez un jeune garçon de 14 ans, guérie dans trente-deux jours.

Un cas d'hydrophthalmie avec convulsion des paupières, chez un homme de 48 ans, guérie dans deux mois et demi.

Un cas de fistule lacrymale chez une demoiselle de 29 ans, guérie dans l'espace de quatre mois.

Nous avons eu soin de faire constater tous les faits par les médecins qui approchaient les malades ; leur assentiment et l'expression si vive et si touchante quelquefois de reconnaissance de ceux que nous avons soulagés, nous ont assuré nos convictions, doublé notre zèle et fondé notre confiance dans l'avenir.

FIN.

DEUXIÈME PARTIE.

INTRODUCTION.

L'hygiène de l'organe de la vue consiste non-seulement dans l'emploi des moyens utiles et nuisibles aux parties qui constituent le globe de l'œil, mais encore dans l'usage de tout ce qui concourt à la vision. Elle a pour but de conserver dans l'état sain toutes les parties qui contribuent plus ou moins à la vue, dont l'ensemble forme l'appareil oculaire. Mais comme la conservation de l'état sain des yeux dépend strictement de tous les moyens qui contribuent à entretenir les organes du corps humain en bon état de santé, et que ces moyens ne sont autres que les éléments constitutifs de l'hygiène proprement dite; que séparer l'hygiène de la vue de l'hygiène en général serait ne faire qu'une œuvre incomplète, nous avons cru devoir les faire coordonner ensemble.

Notre expérience nous a démontré qu'un grand nombre d'affections des yeux ne se prolongeaient indéfiniment que parce qu'elles avaient pour origine un vice caché qui affectait tantôt les solides, tantôt les humeurs, et quelquefois les uns et les autres en même temps, et que c'était ordinairement dans les viscères du bas-ventre que se rencontraient ces vices constitutifs des maladies des yeux. En effet, beaucoup de maux d'yeux proviennent de causes qui ont primitivement attaqué les différents organes du corps humain, qui, en se perpétuant, ont vicié les humeurs, et dans cet état se sont reproduites sur les yeux et s'y sont entretenues par l'influence de ces mêmes causes.

Il nous a donc paru indispensable de faire un exposé sommaire de l'hygiène proprement dite.

En conséquence, nous parcourrons succinctement les différentes branches qui en font partie. Dans le premier chapitre nous traiterons d'une manière générale des considérations sur l'organe de la vue. Dans le second nous parlerons de la lumière, qui, pour donner de l'éclat et de la couleur aux différents objets, a été créée avant l'homme pour qu'il pût les apprécier et les juger à une certaine distance, et sans laquelle l'organe de la vue serait devenu tout à fait inutile. Ensuite nous nous occuperons des yeux ; nous décrirons les diverses parties qui concourent à leur organisation, ainsi que la couleur qui leur est propre, selon les tempéraments et les régions qu'habite l'homme. Nous ferons aussi mention des différentes fonctions qu'exerce chacune des parties qui entrent dans la composition du globe de l'œil. Nous exposerons également le mécanisme de la vision des différentes sortes de vues qui sont propres à l'homme, et nous indiquerons les choses naturelles dont l'usage convenable entretient la vie et la santé ou la détruit lorsqu'on en abuse, parce que, en coopérant à la santé en général, elles contribuent singulièrement à l'état sain des yeux, à la jouissance d'une bonne vue ainsi qu'à sa conservation.

Les choses naturelles sont l'air, les boissons, les aliments, le mouvement et le repos, le sommeil et la veille, les excrétions et les passions. On doit bien se persuader que c'est par l'effet du climat au milieu duquel nous vivons, par l'air que nous respirons, par l'eau que nous buvons, par les aliments que nous prenons, que notre corps reçoit les influences bienfaisantes ou insalubres du ciel et de la terre. Nous consacrerons ensuite un chapitre au régime qui convient le mieux à la manière de vivre des gens de lettres. Nous nous occuperons ensuite des maladies des yeux qui sont propres aux différents âges et aux diverses professions. Nous réunirons dans un seul chapitre les avis que nous donnons aux personnes qui ont la vue faible, et nous ferons suivre ces avis des traitements propres à fortifier la vue. Nous exposerons enfin, dans le trentième chapitre, les préceptes propres à conserver la bonne vue et à améliorer la mauvaise ; et dans le chapitre suivant nous indiquerons l'usage qu'on doit faire de la vue ; nous démontrerons la manière dont la vue doit être exercée selon les différents âges de la vie. Nous parlerons ensuite du temps propre à l'exercice de la vue et des soins qu'on doit prendre des yeux dans les divers travaux. Dans le chapitre trente-quatrième nous donnerons des conseils salutaires aux borgnes, aux myopes et aux presbytes, et dans le suivant nous parlerons des ménagements et des précautions à prendre par les convalescents, s'ils veulent conserver leur vue. Dans le chapitre trente-sixième nous retracerons les moyens propres à combattre les affections des yeux provenant de la piqûre des insectes, de contusion et de refroidissement subit porté sur les yeux, le visage étant en sueur. Enfin, dans le dernier chapitre, nous désignerons les verres les plus appropriés à chaque sorte de vue et dont l'usage lui sera le moins dangereux.

Nous ferons remarquer que l'intention d'une utilité générale ayant constamment présidé à la conception de notre ouvrage, toutes les classes de la société peuvent y puiser des conseils salutaires et y trouver des moyens propres à améliorer l'état de leur santé et de leur vue, mais que les personnes dont le genre de travail met plutôt les yeux en action que les autres parties du corps, surtout celles qui se livrent habituellement à l'étude, comme les hommes de cabinet, les gens de lettres, et généralement toutes les personnes qui appartiennent aux diverses classes d'artistes, sont celles à qui nos conseils seront le plus profitables.

Or, indiquer à chacun des moyens simples et faciles pour qu'il puisse les pratiquer lui-même, et qu'à l'aide de ces moyens il lui soit permis de conserver le plus longtemps possible sa santé et sa vue, en prévenir l'état maladif, remédier et guérir certaines affections, légères dans le principe, qui, mal soignées, dégénèrent

fréquemment en maladies graves et se terminent même quelquefois par la perte de la vue ;
voilà la tâche que nous nous sommes proposé
de remplir en publiant nos observations, qui
sont le résultat de pénibles recherches, d'une
longue pratique et de notre vieille expérience;
heureux si nous avons atteint notre but!

CHAPITRE PREMIER.

CONSIDÉRATIONS GÉNÉRALES SUR L'ORGANE DE LA VUE.

La vue est, de tous les sens, celui qui donne à l'âme les perceptions les plus promptes, les plus variées et les plus étendues, et qui fournit le plus grand nombre d'idées à l'imagination. Aussi les affections de l'âme, comme celles du corps, viennent tour à tour se peindre sur cet organe, l'altèrent ou l'épanouissent selon les souffrances ou les satisfactions qu'éprouve notre corps, selon les affections que renferme notre cœur, et selon les idées qui captivent notre esprit. On pourrait en quelque sorte le considérer comme le miroir humain, sur lequel viennent se réfléchir toutes les sensations qu'éprouve l'homme.

Celui qui est privé de la vue, ne jouissant pas de toutes ses facultés, ne peut former des jugements aussi forts et aussi solides que les autres hommes, et ne peut être considéré dans la sosiété que comme un être secondaire, c'est-à-dire comme un homme imparfait.

Jamais dans aucun temps on n'avait si peu soigné ses yeux qu'à l'époque actuelle, à tel point que bien des personnes ne s'aperçoivent d'une diminution notable de leur vue, quelquefois même de la perte complète d'un œil, que lorsque cet organe a entièrement perdu la faculté de percevoir les objets.

La rapidité avec laquelle la civilisation actuelle pousse les hommes, le soin exclusif qu'ils sont obligés de donner aux affaires, et l'état de préoccupation incessante où se trouve leur esprit, qui ne leur permet pas même de rester quelques moments avec eux-mêmes pour juger de leur véritable situation, font que le plus souvent ils ne s'aperçoivent pas du dérangement survenu à leur vue, et que ce n'est qu'après que la maladie est arrivée à un état grave qu'ils se trouvent surpris de la perte totale ou partielle d'un de leurs yeux, et, lorsqu'ils veulent se soigner, leur temps est si limité qu'ils ne sauraient disposer d'aucun instant.

L'habitude des veilles est encore un grand obstacle apporté à la guérison des maladies des yeux; les personnes de salon, pour lesquelles cette habitude est une seconde nature, envisagent la privation de ces veilles avec beaucoup plus d'effroi que la perte de leur vue. Cependant il faut qu'elles sachent que la grande clarté produite par les lumières artificielles use promptement la vue, et que le repos et un sommeil paisible, qui ne peuvent être, l'un et l'autre, que la suite de la tranquillité de l'esprit et d'une bonne digestion, sont les moyens les plus efficaces pour combattre les maladies d'yeux, qu'elles soient récentes, anciennes ou invétérées. C'est au grand travail de nuit que le poëte Milton dut la perte de sa vue.

L'organe de la vue a d'autant plus besoin d'être perfectionné qu'il est susceptible de nous égarer. Ce n'est qu'autant qu'il est rectifié par le toucher et l'habitude de juger sainement qu'il ne nous induit pas en erreur ; sans quoi il trompe sur la vitesse, la distance, la figure, l'étendue et les propriétés des corps. L'exercice contribue beaucoup à l'excellence de ce sens. C'est ce qui fait que les chasseurs, les campagnards, et surtout les habitants des montagnes, ont généralement la vue meilleure que les citadins.

Chacun de nos sens a une structure qui lui est propre, qui le met en rapport avec les êtres sur lesquels il doit s'exercer, et qui en favorise la perception. Cette structure varie selon la nature des sensations qu'il est chargé de transmettre au cerveau. La vue lui imprime le sentiment de la lumière et des couleurs et les images des objets.

Ce sens a avec le cerveau des rapports plus intimes que les autres. Le nerf optique, étant un prolongement immédiat de la substance médullaire, transmet instantanément au cerveau les impressions de la lumière : aussi la sphère d'activité de l'œil est bien plus étendue, et cet organe retient bien plus longtemps les impressions qu'il a reçues, que les autres sens ; mais il est celui qui est le premier affecté des lésions du cerveau. Aussi les grandes villes, et plus particulièrement les capitales, sont-elles peuplées de jeunes aveugles dont la sensibilité du cerveau a été altérée par l'usage prématuré des plaisirs. L'abus des plaisirs vénériens produit l'affaiblissement de tous les sens, et plus particulièrement de celui de la vue.

De toutes les maladies qui tourmentent l'homme, nous voyons que les affections des yeux sont celles dont le nombre et la gravité s'accroissent et augmentent en proportion des progrès de la civilisation. Elles sont presque nulles chez l'homme sauvage, et lorsque chez lui l'organe de la vue se trouve affecté, ce n'est que par suite d'accidents. Les cataractes, les gouttes sereines, les fistules lacrymales, les staphylômes, les hydrophtalmies, etc., etc., lui sont inconnues. Il conserve l'usage de sa vue bien plus longtemps que l'homme civilisé, et voit à de bien plus grandes distances, ce qui le rend bien plus apte à découvrir sa proie et à éviter les dangers qui l'environnent. Mais sitôt qu'il rentre dans la vie civile, il perd ces avantages et souffre les mêmes maux que l'homme civilisé.

Dans l'ordre naturel, le nombre toujours croissant, et hors de proportion, des individus qui quittent la campagne pour afiluer dans les grandes villes, entraîne de nos jours d'abord la dépopulation des champs, et ensuite des agglomérations monstrueuses qui infectent l'air, corrompent les eaux, et épuisent la terre à de grandes distances ; d'où surgissent des épidémies, des maladies sans nombre, qui affaiblissent le corps de l'homme en y introduisant le principe de tous les maux, parmi lesquels tant de maladies d'yeux.

L'habitant de la campagne est aussi beaucoup moins fréquemment affecté des maladies de la vue que le citadin, attendu qu'il en est de ce sens comme des autres, qu'il se perfectionne par l'usage, et qu'il se fortifie, s'affermit et acquiert plus d'étendue dans la campagne que dans la ville, où les distances sont trop rapprochées et les perspectives trop bornées pour que la vue puisse être exercée convenablement. Il est encore à observer que le citadin à beaucoup moins d'occasions de développer le sens de la vue, et que tout ce qui l'entoure, comme les réverbères, les lumières multipliées, les glaces, et généralement tous les corps brillants, fatiguent singulièrement sa vue sans l'étendre. L'expérience prouve qu'on trouve beaucoup de vues courtes dans les villes, et presque pas dans les campagnes. Il résulte de là que le plus grand nombre des vues faibles provient du défaut d'exercice.

Chez l'homme des champs toutes les fonctions se font ordinairement bien, il mange bien, il digère bien, il dort bien ; chez lui les sécrétions n'éprouvent que peu ou point de retard ; les sueurs sont abondantes et salutaires, parce qu'elles sont provoquées par un travail constant, pratiqué à l'air libre et au milieu d'une insolation soutenue, et surtout que le cuir chevelu est presque toujours en transpiration, vu qu'il a soin de bien couvrir sa tête, quelle que soit la température atmosphérique au milieu de laquelle il vit.

La diminution ou la suppression de la transpiration du cuir chevelu donne lieu à diverses maladies qui affectent les différents organes de la tête, et aux douleurs vives qui les accompagnent. Telles sont le coryza, appelé vulgairement *rhume de cerveau*, l'otite, ou inflammation des membranes de l'oreille, l'odontalgie, ou douleurs de dents, les névralgies faciales, ou douleurs provenant des nerfs de la face, et l'ophthalmie, ou inflammation de l'œil et de ses dépendances ; d'où résultent communément les autres maladies des yeux.

Le sang est la source commune de toutes les sécrétions et excrétions. La tête est, de toutes les parties du corps, celle qui en reçoit la plus grande quantité. Donc la diminution ou la suppression de la transpiration de la peau qui enveloppe la tête doit nécessairement déterminer une grande perturbation dans les organes qui en dépendent.

La transpiration est une fonction au moyen de laquelle la nature se débarrasse des sucs volatils qui nuisent à la vie. Elle est plus abondante cinq à six heures après le repas qu'aux autres époques de la journée ; elle rend le corps plus léger et semble en augmenter les forces. Elle est plus abondante le jour que la nuit.

La température du pays qu'on habite contribue beaucoup à la transpiration. *Sanctorius* a prouvé par des expériences réitérées, faites en Italie, que les cinq huitièmes des aliments passaient par la transpiration.

Les affections de l'âme ont une grande influence sur la transpiration. Celles qui sont agréables, en portant les forces du centre à la circonférence, l'augmentent; celles qui sont désagréables, au contraire, en concentrant ces mêmes forces vers l'intérieur du corps la diminuent. Les exercices, l'électricité, la chaleur atmosphérique l'augmentent; la vie sédentaire, les variations atmosphériques, le froid humide la diminuent ou la suppriment.

Il y a un rapport constant entre les urines et l'humeur perspirable. Si les urines sont abondantes, la transpiration diminue, mais lorsqu'elles sont rares, la transpiration augmente.

On remédie à la transpiration dérangée en couvrant la tête chaudement, par l'usage des bains tièdes, des couvertures chaudes et sèches; par des frictions sèches pratiquées dans toutes les parties du corps; par des boissons diaphorétiques, telles que l'eau de bourrache, de bardane, d'aunée, de sassafras, de genévrier commun, etc. Ces substances doivent être employées en décoction.

CHAPITRE II.

DE LA LUMIÈRE.

La lumière est un fluide extrêmement subtil et impalpable, parfaitement élastique, qui pénètre tous les corps, qui se meut dans la direction de la ligne droite avec une vîtesse prodigieuse. Elle provient de la matière de la chaleur. D'après *Herschel*, cette vitesse est si grande qu'elle franchit en une seconde une distance de soixante-douze mille lieues, et parcourt en huit minutes les trente-trois millions de lieues d'espace qu'il y a entre le soleil et la tere. Une de ses principales propriétés est de nous faire juger de loin les différents objets et de leur donner de la couleur et de l'éclat. Elle est *directe*, *réfléchie*, ou *réfractée*. Elle se trouve dans ce dernier cas lorsque la direction a été changée en traversant des milieux transparents de densité inégale. Un rayon de lumière réfracté par un prisme de verre se décompose en sept rayons, qui sont : le rouge, l'orangé, le jaune, le vert, le bleu, le pourpre et le violet. Chacun de ces rayons est d'autant moins réfrangible qu'il est plus voisin du rouge.

Le rayon rouge est, de tous, celui qui frappe les yeux avec le plus de force et qui produit sur la rétine les plus vives impressions. Les étoffes teintes en rouge ont toujours été recherchées avec passion par tous les peuples sauvages. Aussi cette couleur est la plus vive et la plus éclatante de toutes. Divers animaux ne peuvent la supporter, entre autres le taureau sauvage. En Espagne, les *toréadors*, qui combattent habituellement contre les taureaux pour divertir le peuple, ont soin de les irriter par le moyen d'un petit drapeau d'étoffe rouge qu'ils leur présentent à la vue.

La couleur verte est au contraire la plus douce de toutes. C'est celle sur laquelle les yeux reposent plus longtemps, parce qu'elle fatigue moins la vue; c'est aussi celle qui est le plus généralement répandue dans la nature.

La couleur violette est, de toutes, la plus faible, la plus réfrangible, qui se dévie avec le plus de facilité, et qui a le moins d'éclat.

Lorsqu'un corps éclairé réfléchit tous les rayons, les sensations qu'ils peuvent produire séparément se confondent dans la sensation du blanc ; si un certain nombre seul est réfléchi, le corps paraît diversement coloré selon les rayons qui sont renvoyés ; enfin si tous sont absorbés, il en naît la sensation du noir, qui n'est autre chose que l'absence de toutes les couleurs. La couleur noire est plongée dans la plus grande obscurité, et on ne peut l'apercevoir que par l'éclat des corps qui l'entourent.

Un grand nombre de rayons partent de chaque point de la surface d'un corps lumineux, dont ils s'éloignent en divergeant avec une force progressivement décroissante, de manière que ces rayons s'écartent d'autant plus de la perpendiculaire qu'ils s'éloignent davantage du corps dont ils émanent. Ils forment des cônes dont les sommets se trouvent sur tous les points visibles du corps, et dont les bases s'appuient sur la partie antérieure du globe de l'œil.

Pour en faire l'application, nous dirons que les rayons qui partent d'un point radiant de l'objet forment deux cônes qui s'adaptent par leur base sur la face antérieure de la cornée. Le premier, dont le sommet répond au point radiant, se nomme cône objectif, et le second, dont le sommet répond à la rétine, s'appelle cône visuel.

L'angle optique donne, pour la portée de la

vue des meilleurs yeux, trois mille quatre cent trente-six fois le diamètre de l'objet éclairé par le soleil. On cesse de voir un objet haut et large d'un pied lorsqu'il est éloigné de trois mille quatre cent trente-six pieds.

En regardant avec les deux yeux, au lieu de voir une fois mieux, on ne voit mieux l'objet que d'un treizième de plus.

La lumière est un des plus grands bienfaits que la Divinité ait accordés à l'homme; sans elle, les productions de l'univers ne seraient rien pour nous; les merveilles de la nature nous échapperaient, et la terre, pour nous, ne serait qu'un chaos et qu'un vaste désert. Nos yeux ne pourraient percer le sombre voile de la nuit. C'est à la lumière que nous devons la propriété de rendre sensibles à notre vue les différents objets. Elle influe, en outre, sur la couleur de notre peau, comme aussi sur le développement de nos facultés morales et physiques; elle est chez l'homme d'un bien plus grand avantage que le son, et sa vitesse est aussi infiniment plus grande, puisque sa rapidité est de neuf cent mille fois plus prompte que celle du son.

Il en est de même de l'impression qu'elle produit en nous. Pour nous en convaincre, il n'y a qu'à rapprocher un aveugle-né d'un sourd-muet : nous observerons sur la physionomie de l'aveugle un air hébété, une physionomie éteinte et sans expression ; nous remarquerons que les traits de la face sont amaigris, immobiles, sans présenter le plus petit mouvement ; que sa tête a bien plus de ressemblance avec celle d'un automate qu'avec celle d'un homme vivant ; que son visage est toujours empreint d'une profonde tristesse, attendu que, même en parlant, il n'y a aucune des parties de son corps qui offre la moindre expression du sentiment. Pour s'assurer des bonnes ou mauvaises qualités des substances alimentaires, il est obligé de s'en rapporter à l'odorat, n'ayant pas d'autre moyen, et il y a recours avant de porter les aliments à sa bouche, ayant soin de rejeter ceux qui lui offrent une odeur vireuse.

La physionomie du sourd-muet présente, au contraire, la plus vive expression ; elle s'anime et rougit à chaque instant. Ses yeux suppléent jusqu'à un certain point à l'organe de l'ouïe, et le langage d'action, avec lequel il se familiarise, à la parole. Le langage d'action a été celui des premiers orbicoles ; les gestes, les mouvements du visage et les accents inarticulés sont les premiers moyens dont les hommes se sont servis pour se communiquer leurs pensées.

Les yeux du sourd-muet sont vifs, perçants, et quelquefois étincelants; les muscles de la face sont presque toujours en mouvement; le front se plisse, les sourcils se froncent, les joues se colorent, et les sensations les plus diverses viennent se peindre tour à tour sur son visage avec la même rapidité que son âme éprouve des émotions analogues. Il donne toute son attention aux signes visibles qui sont sa langue naturelle. Son esprit est constamment occupé de de qu'il voit : c'est ce qui a fait dire au savant abbé Sicard *que le sourd-muet parle par les mains et entend par les yeux.*

Dès le berceau il est sensible aux caresses de sa mère et de sa nourrice, et, loin de les méconnaître, comme font les animaux, devenu grand, il conserve pour elle le plus vif attachement; il a le caractère gai, sensible et communicatif; il est reconnaissant, honnête et expansif. Jaloux de tout ce qu'il possède, il n'oublie pas le bienfait, et est susceptible d'un grand attachement.

Les pieds du sourd-muet jouissent d'une sensibilité extrême, qui lui donne la faculté de percevoir les impressions du bruit et du mouvement, même à une grande distance : celles-ci, en se portant rapidement à l'épigastre, l'avertissent, dans bien des circonstances, des dangers qui le menacent. Ce sixième sens, qui n'est propre qu'au sourd-muet, n'est autre chose que le toucher dans sa plus grande perfection.

CHAPITRE III.

DES YEUX.

C'est d'abord par les yeux que les hommes se laissent prendre.

Les yeux sont l'organe le plus précieux dont l'homme ait été doté. En effet, quel charme, quelle puissance, quelle magie dans deux beaux yeux! Rien, a-t-on dit, ne résiste à leur empire!

Le visage le moins joli, avec deux beaux yeux, fait oublier sa laideur. Mais, indépendamment de ce qu'ils ajoutent à la beauté corporelle, leur utilité est d'une bien plus haute importance encore. C'est par la vue qu'on peut admirer et jouir sans cesse des merveilles innombrables de la nature, des chefs-d'œuvre des arts, de pouvoir transmettre ses pensées par l'écriture, la peinture, les jeux scéniques. Il nous faudrait un volume pour décrire les précieux avantages qu'elle nous offre. Sans la vue nous sommes plongés dans une obscurité parfaite, et, sur cette vaste scène du monde, nous vivons, comme dans un large cachot, à déplorer les biens que nous avons perdus.

La beauté et l'état sain des yeux annoncent une bonne santé ; il n'en est plus de même quand ils sont enflammés, plombés, ternes, etc. Que de raisons donc pour veiller avec le plus grand soin à la conservation de ces précieux organes! Nous allons retracer ici les différentes parties qui concourent à leur formation.

Chez l'homme, les yeux sont placés dans la partie la plus élevée du corps ; ils dominent à la fois sur un grand nombre d'objets : le globe de l'œil est placé dans une cavité osseuse appelée orbite, de manière à n'être soutenu extérieurement que par des parties molles. La base de l'orbite étant coupée obliquement, et sa paroi externe étant plus courte que l'interne, il en résulte que les parties molles sont placées extérieurement, pour occuper l'espace qui manue à cette paroi, afin d'égaliser la paroi interne, pour retenir le globe de l'œil et faciliter ensuite ses mouvements externes. Par suite de ce mécanisme, le globe de l'œil peut facilement se diriger en dehors, et prendre connaissance des objets placés latéralement, sans que pour cela l'individu ait besoin de détourner la tête.

Les yeux sont situés à côté de la racine du nez ; ils sont composés des orbites, des sourcils, des paupières, des voies lacrymales et du globe de l'œil.

Les orbites sont deux cavités en forme de cône, dont la paroi externe est plus courte que l'interne ; elles sont composées des os de la tête. Les deux axes de ces cavités se portent de dehors en dedans en se prolongeant.

Les sourcils sont deux éminences en forme d'arcade, situées entre les tempes et la racine du nez, garnies de poil dont l'effet est de diminuer l'éclat d'une lumière trop vive, d'arrêter la sueur qui découle du front et la détourner de la cornée. Ils s'élèvent dans la gaîté, la joie et la fierté ; s'abaissent dans la colère, la haine et la tristesse.

Les paupières sont des prolongements de la peau, mues par des muscles qui leur sont propres, en forme de deux voiles mobiles, situées entre le nez et les tempes ; tendues au devant de l'œil pour le couvrir alternativement. On voit sur leur commissure interne un tubercule sur lequel se trouve placé le point lacrymal. Dans le bord libre de chacune d'elles est placé un petit cartilage allongé qui tient la paupière étendue transversalement. Chacun de ces cartilages est attaché à l'orbite par un ligament.

Le principal usage des paupières est de soustraire les yeux à l'action continuelle de la lumière. Elles sont recouvertes extérieurement et intérieurement par la peau, qui, en devenant interne, change de nom et prend celui de conjonctive. Elle va, en s'amincissant, recouvrir la partie antérieure du globe de l'œil.

Les poils qui garnissent les paupières portent le nom de cils. Ils ont pour fonction d'empêcher les corps étrangers de s'introduire entre elles et le globe de l'œil, et de modérer l'action des rayons lumineux.

Les voies lacrymales se composent de la glande lacrymale, des conduits excréteurs, de la caroncule lacrymale, de la membrane clignotante, des points et des conduits lacrymaux, du sac lacrymal et du canal nasal. Elles fournissent d'abord une humeur gluante et visqueuse, qui maintient la souplesse des cartilages, et, lorsque cette humeur devient trop épaisse, elle forme ce qu'on appelle la chassie.

Ensuite les voies lacrymales servent à la sécrétion et à la circulation des larmes, dont l'usage est d'humecter la partie antérieure du globe de l'œil, de le défendre contre l'impression irritante du contact atmosphérique, et de rendre plus facile le glissement des paupières.

Le globe de l'œil est d'une figure ovale; il est situé dans l'orbite; il est composé de trois membranes, de trois cavités, et de trois espèces d'humeurs. Sa partie antérieure est entourée d'une surface blanche qu'on nomme blanc de l'œil, qui provient d'une membrane dure, consistante, qui lui sert d'enveloppe, et qui en soutient toutes les parties : on la nomme sclérotique. On la distingue en cornée opaque, qui est la portion blanche et postérieure, et en cornée transparente, qui en est la portion antérieure.

A l'intérieur de cette première membrane en est une seconde qui est noirâtre, qui, après avoir tapissé la sclérotique, vient s'attacher au bord de la cornée transparente; elle y forme un plan circulaire percé dans son milieu, qu'on nomme uvée; ce qui fait de l'œil une véritable chambre obscure : on la nomme *choroïde.* Cette membrane est formée de deux lames dont l'externe, qui touche à la cornée, comme nous venons de le dire, conserve le nom de choroïde, et l'interne prend celui de *ruyschienne.* Cette lame, vis-à-vis le ligament ciliaire, se prolonge en s'avançant sur la portion antérieure de l'humeur vitrée ; c'est ce prolongement qu'on nomme *productions* ou *procès ciliaires*.

Au milieu de la surface blanche dont nous avons parlé est une saillie formée par la cornée transparente ; au travers de cette saillie est un cercle diversement coloré, qu'on nomme *iris*. C'est une cloison membraneuse dont le centre est percé d'une ouverture arrondie qu'on nomme pupille, au delà de laquelle est une ligne blanche circulaire que l'on nomme ligament ciliaire.

Le globe de l'œil est entouré de six muscles, dont les quatre premiers, appelés muscles droits, vont s'attacher au fond de l'orbite, sur les bords du trou optique. Les deux autres prennent le nom d'obliques. Les tendons de tous ces muscles s'attachent antérieurement à la sclérotique ; ils servent à mouvoir en tous sens le globe de l'œil.

Les membranes de l'œil sont : la conjonctive, dont nous avons déjà parlé ; la sclérotique, qui donne la forme au globe de l'œil, et dans laquelle se trouve enchâssée la cornée transparente. L'épithète de transparente a été donnée à celle-ci à cause de sa diaphanéité ; elle donne passage aux rayons lumineux qui vont peindre les objets sur la rétine ; la choroïde, qui est unie à l'iris et aux procès ciliaires, et la rétine.

La rétine ou membrane interne est l'organe immédiat de la vision ; elle est une expansion de la portion médullaire du nerf optique, et elle tapisse l'œil postérieurement, jusqu'au bord du cristallin. Le nerf optique a pour mission de transmettre au cerveau les sensations que les corps lumineux ont produites sur la rétine.

Les autres membranes sont des capsules contenues dans le globe de l'œil ; elles renferment elles-mêmes une des humeurs de l'œil, telles que la membrane aqueuse, la capsule du cristallin et la membrane hyaloïde, qui contient l'humeur vitrée. Ces membranes sont extrêmement fines et transparentes.

L'iris est cette membrane circulaire, diversement colorée selon les différents sujets, dont nous avons déjà fait mention, formant une cloison qui sépare en chambres antérieure et postérieure deux cavités placées à la partie antérieure du globe de l'œil, qui contiennent l'humeur aqueuse. Ces deux chambres, qui communiquent ensemble par la pupille, ne sont distinguées que par l'uvée. La pupille est une ouverture circulaire percée dans le milieu de cette cloison.

C'est à travers cette ouverture que passent les rayons lumineux qui vont peindre les objets sur la rétine. L'iris a la propriété d'expansion et de contraction, de rétrécir ou d'agrandir la pupille.

Les humeurs de l'œil sont : l'humeur vitrée, qui est transparente et occupe le fond du globe; le cristallin, qui en occupe le centre, et l'humeur aqueuse, qui en occupe l'entrée. L'humeur vitrée tient le plus grand espace dans le globe de l'œil et est la plus pesante; on l'appelle vitrée parce qu'elle ressemble à du verre fondu. Le cristallin est un corps en forme de lentille, qui occupe le milieu de l'œil; son nom lui vient de sa transparence : il sert à réfracter les rayons lumineux. L'humeur aqueuse est ainsi nommée parce qu'elle ressemble à de l'eau. Elle est renfermée entre le cristallin et la cornée transparente; elle se répare assez promptement; il n'en est pas de même des deux autres.

La densité de ces trois humeurs n'est pas la même; l'humeur aqueuse, qui ressemble à de l'eau, est la moins dense; l'humeur vitrée l'est plus que l'humeur aqueuse, et le cristallin est le plus dense des trois.

Le globe de l'œil est à peu près sphérique; son étendue est d'environ onze lignes d'avant en arrière, et ses autres diamètres présentent peu de différence avec celui-ci.

On rencontre encore dans la composition du globe de l'œil un grand nombre de vaisseaux sanguins, lymphatiques, comme aussi un très-grand nombre de nerfs, qui font de cet organe le plus sensible de tous ceux qui concourent à la composition du corps humain, et celui dont les mouvements s'exécutent avec le plus de rapidité et instantanément. C'est ce qui a fait supposer à plusieurs auteurs que le fluide nerveux, sous l'empire immédiat duquel sont placés les muscles qui sont les organes immédiats du mouvement, n'était autre que le fluide électrique, dont l'action générale est si puissante dans toutes les fonctions de notre planète ; mais les nouvelles expériences qui ont été faites sur les nerfs, au moyen de leur ligature, démontrent que cette opinion était inexacte.

CHAPITRE IV.

DE LA COULEUR DES YEUX EN RAPPORT AVEC LA COULEUR DE LA PEAU.

Les yeux sont le miroir fidèle des affections du corps comme des passions de l'âme. L'état du corps est toujours conforme à celui des yeux, et sa bonne ou mauvaise disposition influe sur l'action et la couleur des yeux. Lorsque les yeux sont bien colorés, brillants, clairvoyants, qu'ils ne sont ni rouges, ni livides, ni noirâtres, ni chargés d'écailles, ni de chassie, ils indiquent une bonne santé. Lorsqu'au contraire ils sont décolorés, sans force, sans éclat, qu'ils ne peuvent supporter la lumière, que leur action se trouve anéantie, qu'ils laissent échapper des larmes involontaires, ils annoncent un état maladif grave, soit au moral comme au physique. Il en est de même s'ils sont étincelants, enflés, hagards, immobiles, obscurs, sombres, pesants, creux, fermés ou à demi ouverts.

La couleur des yeux est toujours en rapport avec la couleur de la peau.

Ainsi, chez l'homme blanc, habitant le nord, les yeux ont la couleur bleue ; la peau est blanche, les cheveux sont blonds ou châtains, et les sourcils blonds.

Chez le nègre, au contraire, la couleur des yeux est noire ; la peau, les cheveux et les sourcils sont noirs.

Chez l'Albinos, la couleur des yeux est d'un blanc rougeâtre ; la peau est blafarde et de couleur de lait : les cheveux et les sourcils sont blancs. Entre ces couleurs extrêmes se trouvent les autres variétés comme intermédiaires.

CHAPITRE V.

MÉCANISME DE LA VISION.

La lumière vient en ligne droite des corps lumineux; mais ses rayons se courbent ou se plient selon que les milieux qu'ils traversent sont plus ou moins denses. Si le milieu est plus dense, les rayons se courbent en s'approchant de la perpendiculaire; ils s'éloignent au contraire de celle-ci lorsque le milieu est plus rare; c'est ce qu'on nomme la réfraction de la lumière. Les rayons lumineux partant d'un objet éclairé forment un cône dont le sommet correspond au point de ce corps et dont la base vient s'appliquer à la partie antérieure de la cornée transparente. Les rayons trop divergents qui tombent en dehors de la cornée sont perdus pour la vision; les autres traversent la cornée en éprouvant une réfraction plus ou moins grande, selon la densité de la cornée. Rapprochés de la perpendiculaire, ils traversent l'humeur aqueuse et arrivent à l'iris. Ceux qui tombent sur cette membrane sont réfléchis et nous peignent l'œil sous différentes couleurs, selon les divers individus. Cette couleur de l'iris dépend de la texture organique et de l'arrangement particulier à chaque individu, des nerfs, des vaisseaux et du tissu cellulaire qui entrent dans sa structure. Il n'y a que ceux qui traversent la pupille qui servent à la vue ; mais, s'il en passe un trop grand nombre, la rétine, affectée par l'éclat d'une trop vive lumière, détermine le rétrécissement de la pupille, pour ne laisser passer qu'un petit nombre de rayons ; et dans le cas contraire celle-ci se dilate, principalement lorsque l'œil se trouve dans l'obscurité, afin d'en admettre un plus grand nombre pour que la rétine soit suffisamment impressionnée.

Les rayons auxquels la pupille a donné passage traversent l'humeur aqueuse et rencontrent le cristallin, qui les réfracte en raison de sa densité et de sa forme lenticulaire. Rapprochés de la perpendiculaire par ce corps, ils se propagent jusqu'à la rétine à travers le corps vitré, qui est moins dense que le cristallin et qui conserve l'effet de réfraction produit par cette lentille. Les rayons rassemblés en un seul faisceau frappent un seul point de la rétine et produisent le sentiment des propriétés du corps qui les réfléchit. Comme la rétine embrasse le corps vitré, elle présente une surface très-étendue au contact des rayons; ce qui fait que nous pouvons voir à la fois un grand nombre d'objets diversement situés, lors même que nous ou ces objets changeons de place. On pense que les pyramides lumineuses qui partent des points de l'objet que l'on regarde se croisent en traversant le globe de l'œil, de manière que l'objet lui-même s'y peint dans une situation renversée. Mais alors pourquoi voyons-nous les objets droits? Le motif en est que, rapportant toutes nos sensations à nous-mêmes, la rectitude de l'objet n'est que relative, et son inversion existe réellement au fond de l'œil, et qu'il n'est pas besoin du toucher pour redresser cette erreur de la vision.

Les rayons lumineux éprouvent dans l'œil trois réfractions : la première en passant de l'air dans l'humeur aqueuse, c'est-à-dire d'un milieu plus rare dans un plus dense; la seconde en passant de l'humeur aqueuse dans le cristallin, qui est plus dense que la première; et la troisième en passant du cristallin dans l'humeur vitrée, qui est plus rare que le cristallin. D'après les lois de la réfraction de la lumière, la première et la seconde réfraction font approcher les rayons de la perpendiculaire, et la troisième les en éloigne.

La distance à laquelle on peut lire un livre dont les caractères sont de médiocre grosseur, où l'on peut distinguer un autre objet d'une égale ténuité, se nomme point visuel. Cette distance n'est pas étroitement limitée, puisque le même livre qu'on lit à six pouces de l'œil peut être lu par certains yeux à plusieurs pieds. En général les yeux ont la faculté de s'accommoder à la distance et à la petitesse des objets ; aussi voyons-nous des jeunes gens qui, pour se faire réformer comme conscrits, quoique doués d'une excellente vue, parviennent à lire de très-petits caractères à une très-petite distance, en prenant la précaution d'y habituer leurs yeux longtemps à l'avance, et faire croire à une véritable myopie.

Quoique l'image de chaque objet se trace en même temps dans chacun des deux yeux, nous n'avons qu'une sensation simple, parce que les deux sensations se confondent et rendent l'impression plus forte ; aussi a-t-on remarqué que la vue avait plus de précision lorsqu'on ne se servait que d'un œil, et on est parvenu à se convaincre que la force des deux yeux réunie ne l'emportait que d'un treizième sur celle d'un œil exercé séparément. La correspondance d'affection exige la direction des axes optiques sur les mêmes objets, et lorsque cette direction est dérangée nous voyons double : c'est le strabisme.

Le sens de la vue peut être considéré comme celui de l'imagination ; c'est de ce sens que nous viennent la plus grande partie de nos idées, et surtout celles qui, transmises au cerveau, élèvent l'âme et la rapprochent du Créateur. Ce sens est celui qui nous fournit le plus d'impressions ; mais il est sujet à nous entraîner dans bien des erreurs ; aussi le sens du toucher en est le rectificateur. Ces deux sens réunis font de l'homme un être supérieur à tout ce qui a vie. Nous concluons de là que les idées ne sont que des images qui vont se peindre à notre cerveau.

CHAPITRE VI.

DES DIFFÉRENTES SORTES DE VUE.

Les bonnes vues diffèrent entre elles par la distance du point visuel.

La vue myope est celle dont le point visuel est le plus rapproché du globe de l'œil : on la nomme vue courte.

La vue presbyte est celle dont le point visuel est le plus éloigné du globe de l'œil : on la nomme vue longue.

Et la vue moyenne est celle dont la distance du point visuel devient intermédiaire entre les deux vues précédentes. C'est la meilleure vue, et celle qu'on nomme vue ordinaire.

Le point visuel des myopes est depuis deux pouces jusqu'à six et même huit pouces de distance.

Le point visuel, pour les presbytes, est depuis un pied et demi jusqu'à trois, quatre pieds, et même davantage.

Et le point visuel pour la vue moyenne est depuis six pouces jusqu'à un pied et demi et même deux pieds.

La cause qui produit la myopie est une trop grande proéminence de la cornée, la surabondance des humeurs de l'œil, une trop grande densité et la convexité du cristallin. Aussi cette vue s'améliore avec l'âge, à mesure que les humeurs de l'œil diminuent et que ses membranes s'aplatissent. Ce sont ordinairement ces sortes de vues qui se conservent le plus longtemps dans leur état d'intégrité. Chez les myopes, les rayons lumineux, trop tôt réunis, s'entrecroisent, divergent de nouveau, tombent épars sur la rétine, et ne produisent qu'une sensation confuse.

Par contraire, la presbytie dépend de l'aplatissement de la cornée et du cristallin, d'où résulte une diminution de convergence des rayons lumineux, qui arrivent à la rétine avant de se réunir, de manière que les presbytes ne voient bien que les objets éloignés. C'est la vue des vieillards.

La myopie est quelquefois l'effet de l'habitude que contractent les enfants de regarder de très-près les objets qui fixent leur attention. La pupille s'accoutume à une grande constriction et ne se dilate qu'avec peine. Pour corriger cette disposition vicieuse, il faut présenter à l'enfant des objets éloignés, et le tenir à quelque distance de tout ce qu'il regarde.

Je dois dire encore qu'une trop grande sensibilité de la rétine empêche l'œil de supporter la plus faible lumière : c'est ce qui constitue la nyctalopie. Ceux qui sont atteints de cette maladie distinguent les objets au milieu des ténèbres. Lorsqu'au contraire la rétine est peu sensible, les malades ne peuvent voir qu'au grand jour : cette lésion de la vue se nomme éméralopie. C'est ordinairement un signe certain de *goutte sereine*.

Il y a encore la vue louche, qu'on appelle strabisme. Cette affection provient de l'inégalité de force dans les muscles de l'œil qui ont la faculté de le faire mouvoir en tous sens. Lorsque cette affection est ancienne, la disposition vicieuse de l'œil est telle que, quand l'un des deux yeux se dirige vers l'objet, l'autre s'en écarte. L'œil malade se trouve tellement affaibli, faute d'avoir été exercé, qu'il rendrait l'image confuse s'il voulait considérer l'objet conjointement avec l'autre. Ceci provient de l'habitude qu'a contractée l'individu de pointer constamment le même œil pour considérer l'objet, lequel s'est fortifié et perfectionné progressivement aux dépens de l'autre.

CHAPITRE VII.

DE L'AIR.

L'air atmosphérique que nous respirons est un fluide élastique, diaphane, inodore, insipide, pesant, électrique, capable de raréfaction et de condensation ; il est composé de 0,79 d'azote, de 0,21 d'oxygène, et d'un atome de gaz acide carbonique. Il contient aussi une certaine quantité d'eau en dissolution, de l'électricité, du calorique, de la lumière. Il est le premier aliment de la vie et le principal agent de la respiration, il s'introduit dans les voies digestives avec les substances alimentaires ; il est absorbé en certaine quantité par la peau, qui lui fait subir une altération analogue à celle qu'il éprouve dans les poumons. Selon qu'il recèle des qualités utiles ou nuisibles, il entretient la santé ou cause des maladies.

L'air, par sa gravité, s'oppose à la dilatation et à la vaporisation des liquides. C'est par la pression qu'il retient les fluides dans les vaisseaux des animaux. Sur les hautes montagnes, où cette pression diminue de beaucoup, on éprouve des hémorragies nasales, pulmonaires, etc.

L'air le plus salubre est celui qui n'est ni trop pesant, ni trop léger : sa trop grande pesanteur, comme aussi sa trop grande légèreté, sont également nuisibles. L'air pesant donne des maux de tête, en faisant obstacle au retour du sang du cerveau au cœur.

Ce sont les phthisiques et les asthmatiques qui se trouvent surtout mal de son excès de poids. L'inhalation et l'exhalation par les voies cutanée et pulmonaire expliquent ce phénomène.

L'air est compressible et élastique; il peut être réduit par la compression à la cent vingt-huitième partie de son volume ordinaire.

Le calorique est le principe de la chaleur et de la force répulsive qui est l'antagoniste de l'attraction; et l'atmosphère est plus ou moins raréfiée, et sa température plus ou moins élevée, selon que le calorique est plus ou moins répandu ou réfléchi.

Les terres réfléchissent plus ou moins le calorique selon la nature du sol : les terres sablonneuses s'échauffent aisément; les argiles, au contraire, contractent très-difficilement la chaleur. Les eaux sont toujours plus froides et n'acquièrent jamais la température de la terre. La couleur des terres n'est pas indifférente à l'absorption du calorique; celles qui sont fortement colorées en absorbent une bien plus grande quantité et acquièrent bien plus de chaleur. La couleur des terrains contribue donc à échauffer l'atmosphère. Un endroit exposé au midi, abrité par de hautes montagnes, sera très-chaud, par la raison que les montagnes agissent ici comme

des réverbères, en réfléchissant les rayons so-
laires. Celles qui présentent au soleil un côté
concave font l'effet d'un miroir ardent sur les
plaines. Les nuages qui sont convexes ou concaves augmentent la chaleur de l'atmosphère,
soit par la réflexion, soit par la réfraction de la
lumière, et cette chaleur augmente en proportion de l'étendue des montagnes et des nues qui
présentent la forme que je viens de désigner.

A mesure qu'on s'élève au-dessus du niveau
de la mer, les pays deviennent de plus en plus
froids, et l'air devient plus subtil. On trouve
constamment les neiges et les glaces à deux
mille toises au-dessus. Un ciel serein favorise
le développement de la chaleur, au lieu que les
vapeurs aqueuses répandues en abondance dans
l'air produisent le froid. Dans les pays chauds,
on se procure de la glace par le moyen de l'é-
vaporation. Dans la partie la plus méridionale
de l'Espagne et aux environs de la Méditerranée, à l'époque des grandes chaleurs, on parvient à congeler l'eau en la suspendant au plancher. A cet effet on la renferme dans des cru-
ches en forme de boule, confectionnées avec
une terre blanche extrêmement poreuse, qu'on
agite de temps à autre.

On sait qu'en enveloppant la boule d'un thermomètre avec un linge imbibé d'une liqueur très-volatile, telle que l'éther, le mercure descend à plusieurs degrés au-dessous de zéro.

Si on trempe le doigt dans de l'esprit de vin à plusieurs reprises et qu'on l'agite fortement, il deviendra froid comme glace.

Les vents du sud sont chauds ; ceux d'est sont frais et secs par rapport à nos climats. Selon les pays qu'ils traversent, ils se chargent de calorique, d'eau, de molécules de neige ou de glace, et échauffent ou refroidissent l'atmosphère.

Le calorique a la propriété de dilater les solides et de vaporiser les fluides. Les ophthalmies se manifestent assez généralement aux premières chaleurs du printemps, chez les personnes délicates qui sortent peu l'hiver. Chez elles l'action raréfiante de la chaleur augmente le volume des humeurs, les porte à la tête ; alors les membranes de l'œil, étant distendues outre mesure, s'irritent, s'enflamment, et il en résulte des ophthalmies plus ou moins graves, accompagnées bien souvent de douleurs vives et lancinantes. Il est prudent, pour toutes les personnes qui mènent une vie peu active, de ne pas trop s'exposer aux premiers rayons d'un soleil printanier.

L'air est constamment chargé d'une quantité

plus ou moins grande d'humidité. L'eau qu'il contient s'y trouve ou en dissolution parfaite, ou en précipitation commençante ou en précipitation complète. Dans le premier cas, l'air paraît très-sec et le ciel est serein ; dans le second l'air est moins pesant, moins élastique, et le ciel est nébuleux et obscurci par des brouillards. Dans le troisième, les vapeurs aqueuses excèdent le point de saturation ; les molécules trop rapprochées deviennent trop pesantes et tombent sur la terre ; c'est ce qui constitue la pluie, la neige, la grêle, etc., selon les divers degrés de froid, de chaud, qu'elles éprouvent en traversant l'atmosphère. Un pied cube d'air atmosphérique contient en solution environ douze grains d'eau.

L'air est généralement plus humide le soir que dans la journée. L'humidité du soir, qu'on appelle serein, n'est autre chose qu'une vapeur légère qui se condense et se résout en eau. Il est dangereux de s'y exposer, surtout aux endroits bas et marécageux. L'air du soir, dans les pays chauds et en été, est bien plus dangereux que dans les pays froids ; c'est dans les contrées humides et dans les saisons chaudes qu'il donne naissance aux diarrhées, aux cours de ventre de tous genres, à la dyssenterie, et à ces fièvres de mauvais caractères qui donnent la mort dans le premier, le second ou le troisième accès. Ces maladies se manifestent particulièrement pendant les saisons humides et chaudes, et dans les lieux bas et marécageux. Tels sont les marais Pontins, situés aux environs de Rome. Les habitants de ces contrées font usage de substances excitantes, parmi lesquelles figure l'ail cru, qu'ils mangent le matin à jeun ; l'ail est un stimulant très-actif, qui contribue beaucoup à les en garantir.

L'air du matin, au contraire, est bienfaisant, tonique et rafraîchissant. Il est dégagé d'une grande partie de son humidité, qui, dans la nuit, est retombée sur la terre pour la couvrir de rosée. Par sa propriété tonique il donne une nouvelle excitation à la peau, agit de la circonférence au centre, réagit sur les boyaux et facilite les diverses excrétions. Il convient particulièrement aux personnes constipées, qui ne rendent leurs excréments qu'avec beaucoup de peine, et dont le séjour trop prolongé dans un lit chaud agrave leur état.

L'air du matin, étant plus pur et plus salubre que celui des autres époques de la journée, convient surtout aux convalescents, aux infirmes, aux valétudinaires, à toutes les personnes d'un tempérament délicat, à l'enfance et à la jeunesse.

L'air est le véhicule des odeurs ; il porte à de grandes distances les effluves qui se dégagent des différents corps, végétaux, animaux ou minéraux. C'est l'air combiné avec le calorique qui porte à l'odorat l'arôme des diverses substances, qui fait que nous distinguons leurs bonnes ou mauvaises qualités, la nature ayant attaché un sentiment de plaisir à tout ce qui peut conserver la vie, et un sentiment désagréable à tout ce qui peut être nuisible. C'est ainsi que toutes les plantes et les substances alimentaires qui répandent une odeur suave sont analeptiques, et que celles qui répandent une odeur vireuse sont des poisons. Malgré ce que nous venons de dire, les odeurs les plus suaves sont dangereuses, attendu que les matières odorantes qui les exhalent laissent dégager beaucoup d'air méphitique et renferment ordinairement un principe vireux et délétère. Les fleurs de rose, de jasmin, de violette, etc., répandent une odeur vireuse qui, étant renfermée dans de petits appartements, produit un grand nombre d'accidents funestes.

Les odeurs ont une action puissante sur le système nerveux : elles excitent des sensations

voluptueuses qui masquent leurs qualités délé-·
tères ; elles produisent d'abord des anxiétés, des
douleurs de tête, après, des convulsions, des
évanouissements, et, si leur action se prolonge,
elles occasionnent la mort. Les personnes qui
ont le tempérament nerveux, qui sont très-
irritables, doivent les fuir avec le plus grand
soin. Le musc, le safran, l'ambre, le castoreum,
les huiles animales exhalent une odeur vireuse,
et produisent les mêmes accidents.

CHAPITRE VIII.

DES EAUX ET DES BOISSONS.

§ Ier. — Des différentes espèces d'eaux.

Nous allons nous occuper d'abord des eaux,
attendu que, parmi les boissons, l'eau est la
plus nécessaire, la plus indispensable et la plus
appropriée à notre corps.

Si la santé dépend des bonnes dispositions
d'un air salubre et pur, nous ne saurions la conserver longtemps si les eaux que nous buvons
ne nous présentent pas ces mêmes dispositions.
La bonté des eaux tient à la salubrité du pays

qui leur donne naissance, et leur bonne ou mauvaise qualité provient principalement de la nature du terrain sur lequel elles coulent.

Leurs qualités plus ou moins salubres influent si puissamment sur l'espèce humaine que nous devons les considérer avec beaucoup de soins.

L'eau se présente sous trois états : le premier offre la forme solide : c'est la glace ; le second, la forme liquide : c'est dans cet état que nous la buvons ; et le troisième prend la forme fluide ; dans cet état elle est réduite en vapeurs. Dans son état de pureté, l'eau est un liquide transparent, incolore, inodore, insipide, susceptible de mouiller et de dissoudre un grand nombre de corps. Elle se dilate par l'action du feu ; elle entre en ébullition et se vaporise à la température de 100° centigrade (80° thermomètre de Réaumur) ; elle se congèle et passe à l'état de glace à 1° au-dessous de 0. L'eau distillée est la plus pure, parce qu'elle ne contient aucune substance en dissolution, et ne donne aucun précipité. Pour l'obtenir on distille l'eau de pluie ou de rivière. L'eau potable a la propriété de dissoudre le savon et de cuire les légumes, tandis que celle qui ne l'est pas est dure ; au lieu de dissoudre le savon, elle le décompose et en forme une matière grumeleuse, et au lieu de cuire les légumes, elle dépose sur leur surface les sels qu'elle tient en dissolution, lesquels forment à l'entour une sorte d'enduit qui empêche le calorique de les pénétrer.

La chimie a démontré que ce fluide n'était point un élément, ainsi que le pensaient les anciens, mais que c'était un composé de 86 parties d'oxygène, et de 14 parties d'hydrogène.

L'eau est un des plus grands dissolvants ; c'est pour cela qu'on la trouve toujours unie à des substances étrangères, et qu'elle n'est jamais à l'état de pureté ; elle dissout l'air, les sels, les gaz, etc. Elle est un des grands agents qui altèrent et modifient sans cesse la surface de notre planète ; son action, ses courants, ses mouvements ont changé peu à peu la nature des minéraux, et ont créé en quelque sorte un monde nouveau sur l'ancien. Outre les diverses substances minérales et végétales, presque toutes les eaux contiennent encore une certaine portion d'air vital, qu'on peut dégager par le moyen de la machine pneumatique. C'est à ces gaz qu'est due la faible saveur dont jouit l'eau.

Il y a neuf espèces d'eaux ; la première espèce est l'eau potable : c'est l'eau de fontaine ou de source. Celle-ci contient une assez grande quantité d'air en dissolution ; en roulant ses eaux sur le sable, elle abandonne le carbonate et le muriate de chaux qu'elle contient, ainsi qu'un peu de muriate de soude (sel marin), et de l'acide carbonique.

La deuxième espèce est l'eau de rivière, qui ne diffère de la précédente que parce qu'elle contient moins abondamment les sels dont nous venons de parler, attendu que, par le mouvement continuel, l'air, et le sable ou les cailloux qui en forment le lit, la purifient plus complétement.

La troisième est l'eau de pluie ; elle contient du muriate de chaux, un peu de nitrate de chaux, de l'air atmosphérique et de l'acide carbonique ; ces deux dernières substances la rendent propre à la végétation.

La quatrième espèce est l'eau de puits ; elle contient du sulfate de chaux (plâtre), du nitrate de potasse (nitre), du carbonate, du muriate de chaux, et du muriate de soude en petite quantité.

La cinquième est l'eau de neige ; elle contient du muriate de chaux, et un peu de nitrate de chaux ; elle est crue.

La sixième est l'eau de lac ; elle renferme du sulfate de chaux (plâtre) du nitrate de potasse (nitre), du carbonate et du muriate de chaux, du muriate de soude, et une matière provenant de la décomposition des substances végétales qui y séjournent.

La septième est l'eau marécageuse; celle-ci contient tous les principes qui constituent l'eau de lac, plus des matières végétales et animales en putréfaction (feuilles, bois, poissons, insectes, etc.)

La huitième est l'eau de mer; elle contient en dissolution beaucoup de matières végétales et animales, avec du muriate de soude (sel marin) en quantité, et des sulfates de magnésie et de chaux.

L'eau de mer contient d'autant plus de sel marin en dissolution qu'elle se rapproche plus près de l'équateur. L'évaporation étant beaucoup plus grande sous la ligne équinoxiale que dans les autres parties de la surface de la mer, l'eau de ces parages doit contenir nécessairement une plus grande quantité de sel en dissolution. En voici à peu près les proportions. Les mers du Nord n'en contiennent guère qu'une couple de gros par livre d'eau; la mer qui entoure l'Espagne en contient près d'une once par livre, et la mer qui est sous l'équateur en contient près de deux onces. Il est à remarquer que les eaux des méditerranées sont toujours bien plus salées que celles de l'Océan, vu leur plus grande évaporation. Le mouvement continuel de l'eau de mer, et la grande quantité de sel qu'elle contient, en empêchent la putréfaction.

La neuvième espèce est l'eau minérale, qui contient une infinité de substances diverses en dissolution, selon qu'elle est acidule, saline, sulfureuse, et ferrugineuse.

L'eau prise à la température atmosphérique est, de tous les liquides, celui qui convient le mieux à la santé de l'homme ; elle produit sur notre organisation des effets qui influent singulièrement sur toutes nos fonctions, sur nos habitudes, nos penchants, nos affections, nos forces, notre longévité. Nous ne saurions employer trop de moyens pour nous procurer les eaux le plus pures possible, lorsque nous voulons en faire usage. Bien plus, les substances nutritives les meilleures ne sauraient nous préserver de maladies plus ou moins graves, si les eaux que nous buvons sont crues, dures, pesantes, amères, salées, cuivreuses, marécageuses, etc., au lieu qu'on peut très-bien se porter en usant de nourritures moins bonnes, si on habite un pays qui jouisse de la salubrité, et qui nous fournisse de bonnes eaux. Mais comme la bonté des eaux dépend toujours de la salubrité du sol, nous ne saurions trop recommander de faire un examen attentif de la nature du sol sur lequel elles fluent, sur son exposition, et sur les vents qui y règnent, parce que les localités exposées soit aux vents chauds, soit aux vents froids, ne présentent pas des eaux bien saines. Dans le premier cas elles sont chaudes, peu claires et tiennent beaucoup de sels en dissolution; et dans le second, elles sont froides et dures.

Mais celles qui sont exposées au levant, qui sont constamment ventilées par les vents d'est, ont des eaux bien plus saines que celles qui sont exposées aux vents chauds ou aux vents froids. Les eaux de ces localités n'éprouvent qu'une chaleur et qu'un froid modérés; elles sont purifiées par le soleil levant et échauffées par ses premiers rayons; l'air qui règne dans ces localités retient longtemps l'impression du matin : aussi les eaux sont claires, limpides et agréables au goût. Ce sont les véritables eaux potables.

L'eau potable est pure; prise fraîche, elle humecte, désaltère et rafraîchit; elle donne du ton à l'estomac, aide à la digestion, fournit un véhicule aux humeurs, dissout les matières excrémentitielles, et les entraîne avec elle hors du corps. Les buveurs d'eau mangent beaucoup, digèrent bien et parviennent à une grande vieillesse. L'eau convient à tous les âges et à toutes les constitutions ; elle possède une infinité de vertus médicales selon les divers degrés de température qu'on lui donne lorsqu'on en fait usage. On peut l'employer dans toutes les maladies ; elle contribue plus ou moins à leur guérison, surtout lorsqu'on a soin de combiner son usage avec une diète convenable.

Les meilleures eaux sont celles qui viennent des lieux élevés, qui sont chaudes en hiver et froides en été, ce qui annonce des sources profondes, celles qui coulent vers le levant. Ces eaux sont douces, blanches, claires, légères, agréables au goût ; elles peuvent supporter une modique quantité de vin, c'est-à-dire qu'il en faut très-peu pour les colorer et leur communiquer sa saveur.

On reconnaîtra si une eau est bonne lorsqu'à sa source et aux bords de son lit, qu'il soit ruisseau ou rivière, il ne croît ni jonc, ni mousse, ni aucune plante aquatique ; lorsqu'elle sort de la fente d'un rocher, claire et limpide, qu'elle coule sur un lit de sable sans bourbe, sans sédiment, ou sur un cailloutage bien net ; qu'elle est légère à l'aréomètre, qu'elle ne produit pas un sentiment de pesanteur à l'estomac après qu'on vient de l'avaler ; qu'elle est agréable au goût ; qu'elle est claire, limpide, sans couleur, sans odeur, sans saveur ; qu'elle s'échauffe promptement et se refroidit de même ; qu'elle dissout facilement le savon, et cuit et amollit promptement les légumes. Enfin la salubrité d'une eau se confirme encore par la bonne santé de ceux qui en font usage, par la force et la vigueur des plantes du pays, quand les habitants ont les yeux sains, les dents blanches, et qu'ils ne sont pas sujets aux maladies de la peau. La bonne qualité des eaux atteste toujours la pureté de l'air.

Les eaux courantes des fleuves et des rivières sont très-salubres : on y trouve moins de substances étrangères ; elles sont d'autant plus pures que leurs cours est plus rapide, et qu'elles coulent sur un lit d'une plus grande étendue et composé de substances peu solubles.

Les eaux de pluie sont légères, très-douces et limpides, parce que le soleil, en les vaporisant, n'attire que les parties les plus légères et les plus subtiles de l'eau. Elles contiennent de l'oxygène en dissolution, en grande proportion.

Les eaux de pluie, recueillies dans des temps calmes, non orageux, en plein air, loin des habitations des hommes et des animaux, reçues dans des vases de terre ou de grès, ou dans des citernes faites avec ces matières, sont les meilleures et les plus pures de toutes, parce qu'elles ont été purifiées par une sorte de distillation naturelle.

Il est important d'observer que, pour la conduite de ces eaux, on ne doit se servir que de tuyaux de pierre dure, de fer fondu, de bois, ou de terre cuite, ces matières ne leur communiquant rien de nuisible, ni de pernicieux, et qu'il est dangereux de se servir de tuyaux de cuivre, de plomb ou d'autre métal, parce que ces métaux s'oxydent très-aisément par l'action de l'eau et deviennent de vrais poisons. Il n'est pas moins dangereux de laisser séjourner l'eau, et plus encore le vin et les acides, dans des vaisseaux de cuivre, de plomb et autre métal facilement oxydable.

Les eaux de puits sont dures et crues; elles déterminent des pesanteurs d'estomac et des douleurs d'entrailles; mais elles cessent de produire ces indispositions et deviennent potables en les faisant cuire et en les exposant après au soleil ou au grand air, pendant vingt-quatre à trente-six heures, dans des vaisseaux amples et très-évasés. Par l'effet de l'ébullition, les sels qu'elles tenaient en dissolution se précipitent, et les mias-

mes nuisibles, si elles en contiennent, se vola-
tilisent et s'en séparent. Avant d'en faire usage
on a soin de les filtrer dans le sable.

Les eaux de neige et de glace sont mauvaises,
parce que toute eau qui a été gelée ne recouvre
jamais ses premières qualités. Récemment fon-
dues, elles sont généralement insalubres; leur
usage occasionne des maladies du système glan-
duleux et lymphatique. Ceux qui en boivent
habituellement sont sujets au goître, aux en-
gorgements des glandes du cou, des mamelles,
du mésentère, etc. ; affections qui atteignent
plus particulièrement les habitants des Alpes,
de la Suisse, du Tyrol, des Pyrénées, etc.

Les eaux des lacs sont des eaux stagnantes;
elles sont chaudes en été et froides en hiver;
elles sont blanchâtres et ont un goût d'amertume
plus ou moins prononcé; bien souvent elles sont
épaisses, et au goût amer se mêle le goût des
plantes qui végètent sur leurs bords. Ne coulant
pas, elles reçoivent le détritus des végétaux que
les nouvelles pluies entraînent avec elles. Ces
eaux sont insalubres, produisent des obstructions, et surtout le gonflement de la rate.

Les eaux marécageuses ajoutent aux propriétés insalubres des eaux des lacs la corruption
et la putréfaction des substances végétales et

animales que les pluies y charrient au printemps et que les chaleurs de l'été mettent en fermentation; elles sont jaunâtres, épaisses, puantes. Elles produisent des dyssenteries, des flux de ventre, des fièvres intermittentes et des fièvres pernicieuses. Ceux qui habitent à proximité sont pâles, maigres, hâves, défigurés; les enfants ont le ventre très-gros.

Quant à l'eau de mer, dont nous avons parlé et que nous avons classée la huitième espèce parmi les eaux, on ne parvient à la dessaler complétement que par la distillation. Ce procédé est le seul moyen qui puisse la rendre potable. On ne saurait la considérer que comme une eau minérale qui, prise extérieurement en bains, douches, etc., produit de bons effets sur la totalité de l'organisme et comme un violent purgatif pris intérieurement.

La neuvième et dernière espèce d'eau est l'eau minérale, chaude ou froide; elle provient des lieux où sont des sources qui tiennent des minéraux en dissolution, tels que le fer, le cuivre, l'argent, l'or, le soufre, le bitume, le nitre, etc. Ces eaux sont dures, passent avec peine par les urines et gênent les fonctions du ventre. Comme aliment elles ne sont point potables, et leur usage habituel produirait des maladies plus ou moins graves. Mais elles sont très-utiles à l'homme comme médicaments.

Les eaux minérales sont divisées en quatre classes, savoir : en eaux acidules, en eaux salines, en eaux sulfureuses, et en eaux ferrugineuses.

Les eaux acidules doivent leur saveur acide et piquante à l'acide carbonique qui y domine; elles ont la propriété de rougir les couleurs bleues végétales. Les eaux salines sont celles dont les composés qui y dominent sont les sels. Les eaux sulfureuses contiennent de l'hydrogène sulfuré et du soufre; elles ont une odeur fétide, un goût d'œuf pourri; elles déposent du soufre et ont la propriété de noircir l'argent. Les eaux ferrugineuses tiennent des sels de fer en dissolution.

Les eaux acidules sont toniques; elles excitent la digestion, déterminent un sentiment de fraîcheur générale, facilitent et augmentent l'écoulement des urines. Les eaux salines sont purgatives. Les eaux sulfureuses ont la propriété de porter les humeurs vers la peau; elles conviennent pour combattre les anciennes maladies de la peau, les rhumatismes anciens, les paralysies, etc. Les eaux ferrugineuses sont employées contre les maladies qui proviennent d'une débilité locale ou générale, pour détruire l'acidité et la flatulence de l'estomac et des boyaux ; dans les digestions pénibles, dans les catarrhes anciens de l'intestin, de la matrice, dans les affections vermineuses, les pâles couleurs, les scrofules, etc.

§ 2. Des boissons fermentées.

Après avoir décrit l'eau, base fondamentale de toute espèce de boisson, nous passons aux boissons désignées spécialement sous le nom de boissons fermentées. Tous les liquides qui ont la propriété d'enivrer appartiennent à cette classe. Ces liquides contiennent de l'alcool, qui est le produit de la fermentation vineuse. Tels sont les vins de raisin, la bière, le cidre, le poiré, l'hydromel vineux, l'au-de-vie, et l'al-cool, *esprit de vin*. Le vin de raisin, qu'on préfère aux autres, à cause de ses bonnes qualités, est aux autres vins ce qu'est le pain fait avec de la farine de froment à celui fabriqué avec les farines des autres graminées.

La seule substance qui, par l'effet de la fermentation, puisse être convertie en alcool, c'est le sucre ; et il n'y a que les matières qui le contiennent qui puissent passer à la fermentation vineuse. Mais, pour que cette fermentation ait lieu, il faut que le sucre soit étendu dans une certaine quantité d'eau, et mêlé à une matière végétale ou animale, tel que l'extractif, la fécule, un sel, etc. En général, presque toutes les substances végétales et animales contiennent du sucre et sont propres à éprouver la fermentation vineuse et à donner de l'alcool, à mesure qu'elles contractent un degré de chaleur au-dessus du quinzième du thermomètre de Réaumur. Non-seulement les semences des graminées, le miel, le sucre passent à l'état de fermentation, mais encore le lait, dont quelques peuples font du vin et en retirent de l'alcool.

Le vin est composé d'eau, d'alcool, de tartre, d'une substance extracto-résineuse colorante, et d'un arome qui diffère selon l'espèce de vin. Le vin de bonne qualité, dont on use sobrement, est nourrissant, salutaire et agréable au goût; celui qui est falsifié est très-dangereux et devient un vrai poison. Le vin est nuisible lorsqu'en en prenant une petite quantité il produit l'haleine vineuse, des rapports aigres et de légères douleurs de tête, et que, pour peu que cette quantité soit augmentée, il occasionne des étourdissements, des nausées, l'ivresse, etc. Le vin pris avec excès affecte les viscères du bas-ventre, altère le cerveau et affaiblit les fonctions mentales; il rend furieux dans les pays chauds, et occasionne la stupidité dans les pays froids. Les liqueurs spiritueuses produisent les mêmes effets, mais à un degré bien plus éminent.

Les liqueurs fortes, en général, prises habituellement et en quantité, consument les forces de la vie et amènent une vieillesse précoce; elles entretiennent dans tout le système une fièvre habituelle qui épuise.

L'usage du vin est bon en lui-même; pris avec modératien, il nourrit, relève les forces, augmente l'énergie, accélère le mouvement du sang et des humeurs, porte à la transpiration et fortifie l'esprit et la mémoire.

Le vin blanc est faible, ténu, moins enivrant que les autres; il nourrit moins et augmente la sécrétion de l'urine; il convient aux personnes douées de beaucoup d'embonpoint. Le vin rouge contient plus de matière sucrée et de tartre, nourrit davantage, répare plus promptement les forces, mais pèse davantage sur l'estomac. Les vins rouges sont stomachiques et conviennent aux personnes fortes. Les vins *paillets* ou *clairets*, de même que les vins *gris*, tiennent le milieu entre les vins blancs et les rouges ; ils se digèrent bien, sont très-solubles, et conviennent aux personnes faibles et à celles qui font peu d'exercice.

Les vins jaunes sont les plus chauds ; ils sont desséchants, irritent le cerveau et le système nerveux. Les vins de *Crète*, ou de *Malvoisie*, ceux du *Rhin*, et beaucoup de ceux de *France*, sont de ce genre.

Les vins sont épais, ténus ou moyens. Les vins épais contiennent beaucoup de sucre et de tartre ; ils sont toniques, nourrissants, mais ne conviennent qu'aux personnes robustes. Les vins ténus ou *limpides* nourrissent peu, mais passent mieux ; ils conviennent aux hommes de cabinet et aux sédentaires. Les vins moyens participent des deux premiers et conviennent à la majorité des individus.

Les vins sont doux, acides, austères ou piquants, on nomme les premiers vins de *liqueur ;* ceux-ci contiennent quantité de sucre et d'alcool ; ils sont nourrissants, fortifiants et amis des poumons ; ils conviennent aux personnes maigres et à celles qui ont la poitrine délicate. Les vins acides contiennent une certaine quantité de vinaigre ; ils nourrissent peu, donnent des vents, irritent le canal digestif et donnent des tranchées. Les vins austères sont âpres et acerbes : on les appelle *verts ;* ils sont astringents et peu spiritueux, désagréables au goût, difficiles à digérer, peu nourrissants; ils constipent et donnent des vents : ce sont des vins de mauvaise qualité. Les vins piquants stimulent agréablement le palais et la langue. Ils doivent ce goût à un principe âcre et amer uni au principe spiritueux ; ils sont très-enivrants; ils constipent, dessèchent, et arrêtent l'expectoration.

Les vins diffèrent par rapport à leur arome : les bons ont un parfum qui approche de la framboise ; les mauvais exhalent une odeur désagréable ; il en est de même des vins soufrés. Les vins diffèrent encore par rapport à leur âge; les vins nouveaux, qui n'ont que trois ou quatre mois, retiennent encore une partie de leur lie; après cette époque on les appelle vins de l'année; mais, pour être potables, il faut qu'ils aient au moins un an. Les vins de deux, trois, quatre ans, appelés vieux, sont généreux, restaurants, fortifient et relèvent promptement les forces, mais sont moins nourrissants que les vins nouveaux. Parmi les vins généreux on remarque le vin de *Chypre,* celui de *Candie,* surtout le muscat et la malvoisie, qui n'est autre chose que le vin muscat cuit; celui de *Stanchiou*, celui de *Chio*, de *Metelin*.

Les vins de Hongrie sont plus communs ; le plus recherché est celui de *Tokai ;* le vin *d'Albe* est un des meilleurs de l'Italie. Ceux de *Verdée*, de *Moscadelle*, de *Montefiascone*, de *Florence*, de *Pérouse*, viennent après. Ceux de *Mont-Vésuve*, de *Lacryma-Christi*, de *Falerne*, de *Syracuse*, marchent ensemble. Les vins d'Espagne sont très-estimés, tels que le *Malaga*, qui convient aux convalescents ; celui d'*Alicante*, de *Tinto*, de *Xérès*, de *Rota*, des *Canaries* ; celui de l'île de *Palme* est le plus estimé ; il en est de même du *Madère*. La *Malvoisie* de l'île de Candie, le *Schiras* de Perse, sont de même nature. On ne doit boire ces vins qu'en petite quantité et peu souvent. Les vins d'*Allemagne* sont doux et acides ; ils sont moins chauds que les précédents, passent avec plus de facilité, et conviennent aux tempéraments sanguins. Tels sont ceux du *Rhin*, du *Mein*, de *Moselle*, etc. De tous les vins de France, ceux de Bourgogne sont les plus salutaires et les plus exquis ; ils sont nourrisants, toniques et peu capiteux ; les plus estimés sont ceux de *Clos-Vougeot*, de *Chambertin*, de *Nuits*, de *Beaune*, de *Pomard*, de *Volnay*, de *Montrachet*, de *la Romanée*, de *Chassaigne*, et de *Meursault*. Les vins de Champagne ne viennent qu'après. L'usage des vins de *Champagne* doit être interdit aux personnes nerveuses et irritables. Ils sont enivrants, portent au cerveau et sur les nerfs. Ceux de *Lyon* sont doux, très-généreux, d'une excellente qualité, et se conservent longtemps, surtout ceux de *Condrieu*. Ceux de *Bordeaux* sont un peu âpres, mais ils flattent le goût, nourrissent, et ne sont pas très-capiteux ; tels sont ceux de *Grave* et ceux de *Poutac*. Ceux d'*Orléans* sont échauffants et enivrants. Ceux d'*Anjou* sont doux, spiritueux et nourrissants. Viennent après ceux de *Salins*, de *Port-Léné*, des *Arsures*, de *Byans*, de *Mercureau*, etc. Les vins blancs de *Château-Châlons* et d'*Arbois* jouissent de la plus grande réputation. Ceux de *Morey* et de *Saint-Julien* sont excellents.

Les pays méridionaux fournissent des vins généreux et d'un goût exquis. Tels sont ceux de l'*Ermitage*, de la *Côte-Rôtie;* on fait beaucoup de cas des vins muscats de *Frontignan*, de *Lunel*, de *Tavel;* ceux de *Perpignan* sont très-spiritueux. Les vins de Provence sont très-nourrissants et enivrants; on ne doit les boire que mêlés avec de l'eau. Les plus renommés sont les vins de *La Malgue*, près Toulon, de *Gémé-*

7

nos, de *Roquevaire*, de *Caux* près d'Arles, de *Barbantane*, de *Cantoperdrix*, les vins blancs de *Cassis*, de *Cannes*, les vins muscats de *La Ciotat* et de *Cuers*. Tous ces vins conviennent aux vieillards, aux convalescents et aux valétudinaires. Le vin le plus salutaire est celui qui s'est dépouillé de la plus grande partie de son tartre par l'effet de la fermentation. Les vins mousseux procurent souvent des coliques; on ne doit en boire que rarement. La ualité des tonneaux et la nature du verre des bouteilles qui contiennent le vin peuvent le dénaturer et lui donner de très-mauvaises ualités.

La bière est une boisson vineuse, confectionnée avec une graminée, telle que l'orge ou autre, l'eau et le houblon ; elle est en usage dans les pays où la vigne ne vient pas. On développe la matière sucrée dans le grain en le faisant germer jusqu'à un certain point qu'on arrête par une légère torréfaction ; on le réduit après en farine pour en extraire la matière sucrée, en la faisant dissoudre dans l'eau ; pour lui donner de la force et du goût, on y ajoute le houblon. Enfin on place ce liquide dans des vaisseaux avec de la levure, et on le laisse fermenter. La bière est moins spiritueuse, mais plus nourrissante que le vin ; elle échauffe aussi bien moins, mais elle enivre ; c'est pourquoi il faut en user sobrement. Elle est antiseptique. La bonne est limpide, bien colorée et d'une saveur agréable. La blanche est plus légère que la rouge. On en retire de l'*eau-de-vie* par la distillation.

L'*hydromel*. On emploie le miel en boisson de trois manières : la première est un mélange de miel et d'eau, appelé *eau miellée;* la seconde est une solution de miel dans de l'eau qui a passé par la fermentation vineuse : on la nomme *hydromel vineux;* la troisième est l'*hypocras*, fait avec le miel et le vin. L'*eau miellée* est bonne contre la toux. L'*hydromel* est une espèce de vin de liqueur très-agréable, qui a toutes les qualités du vin, mais il faut le boire vieux. L'*hypocras* nourrit beaucoup ; il est spiritueux et facile à digérer. Il a la propriété de tenir le ventre libre. Le *cidre* est le suc des pommes qui a éprouvé la fermentation vineuse. C'est une boisson douce, piquante, saine et nourrissante. Ses qualités sont inférieures à celles du vin ; il cause la colique végétale si on le boit trop récent. Le *poiré* est un vin fait avec le suc des poires. Il est préparé de la même manière que le cidre, et possède les mêmes qualités; seulement il est plus spiritueux.

CHAPITRE IX.

DES BOISSONS SPIRITUEUSES.

L'eau-de-vie s'obtient par la distillation de toutes les substances qui ont subi la fermentation vineuse. Elle est très-combustible, et c'est par des distillations réitérées qu'on retire de celle-ci l'esprit de vin, *alcool*. L'alcool est un liquide blanc, transparent, léger, et d'une extrême volatilité ; d'une saveur chaude et âcre, et très-combustible. Il prend l'état de gaz, et se volatilise à 64 degrés ; il s'enflamme à toutes les températures. *L'eau-de-vie* et *l'alcool* font la base de toutes les liqueurs douces.

On croit communément que les boissons spiritueuses aident à la digestion; mais cela n'est vrai que dans certains cas, comme lorsque les organes digestifs sont dans un état de faiblesse et de relâchement tel qu'ils ne font plus leurs fonctions qu'avec peine, ou lorsque la force excentrique domine vicieusement la force intérieure, au point de laisser l'estomac et les intestins dans une inertie presque totale. Dans ces cas seulement une petite quantité de liqueur relève utilement le ton, en faisant converger les forces vers l'estomac. Mais l'usage journalier des liqueurs jette à la longue les premières voies dans une énervation radicale. En général, tout moyen qui fait de l'estomac un centre permanent d'action finit par détruire ses forces et son activité.

Les boissons spiritueuses prises immodérément sont très-préjudiciables à la santé; elles entretiennent dans tout le système une excitation générale, permanente, qui consume les forces de la vie, irrite et enflamme les membranes de l'estomac et des intestins, et déterminent dans ces organes des affections aiguës qui, bien souvent, finissent par la gangrène. D'autres fois les affections qu'elles occasionnent adoptent une marche plus lente, dont les suites ne sont pas moins pernicieuses en donnant naissance au squirrhe de l'estomac et du pylore. Le malade qui en est affecté éprouve des douleurs vives et atroces chaque fois que l'estomac entre en fonction pour opérer la digestion des aliments. Dans quelques cas l'absorption des boissons spiritueuses est si prompte, et affecte le cerveau d'une manière si violente, que l'apoplexie foudroyante est la suite immédiate de leur ingestion.

Les liqueurs prises habituellement chaque jour, même d'une manière modérée, sont encore, généralement, très-préjudiciables à la santé ; outre l'ivresse qu'elles occasionnent, elles prédisposent à une multitude de maux physiques et moraux qui abrègent la durée de la vie, et ravalent l'homme au-dessous de la brute. Leur premier effet est d'exciter une vive irritation dans les entrailles, d'y créer des spasmes violents, et d'y concentrer les forces à tel point que les organes extérieurs sont presque entièrement privés de leur action ; ensuite, de détruire peu à peu, et à la longue, la sensibilité de l'estomac et des boyaux.

Il suit de là que les tempéraments des hommes qui font un usage journalier des liqueurs s'altèrent, se dépravent, et amènent une vieillesse prématurée. Ils sont sujets aux obstructions des viscères du bas-ventre, à l'hydropisie, à la paralysie et à l'apoplexie, etc.

L'usage habituel des boissons spiritueuses, par l'effet de l'absorption de leurs parties éthérées et les plus volatiles, prédispose les chairs de ceux qui en prennent immodérément, et d'une manière journalière, à la combustion spontanée ; de sorte que, lorsque le corps est arrivé à cet état d'imbibition spiritueuse, une simple étincelle mise en contact suffit pour embraser subitement le corps de l'individu qui se trouve ainsi saturé d'alcool, et pour le réduire en cendres.

Les affections morales qui affectent ces mêmes individus sont le peu de suite et l'embarras dans les idées, la perte de la mémoire, l'hébétude, la démence, la folie, et toutes les affections qui résultent, soit de la compression cérébrale, soit de l'irritabilité nerveuse.

CHAPITRE X.

DU CAFÉ ET DU THÉ.

Le café est la baie d'une espèce de jasmin qui croît naturellement en Arabie. Son infusion est préférable à ses autres préparations. Il excite l'estomac, les nerfs, accélère la circulation et toutes les sécrétions. Il excite les fonctions animales, éloigne le sommeil, échauffe l'imagination et électrise l'esprit. Il convient aux personnes qui ont la fibre lâche, dont le caractère est indolent ; aux tempéraments pituiteux, aux personnes sédentaires, à celles qui ont beaucoup d'embonpoint, et aux habitants des pays humides et marécageux. Il soulage les individus qui sont affectés d'asthme humide. Il est nuisible aux enfants, aux jeunes gens, aux personnes dont le tempérament est sanguin, bilieux ou atrabilaire, aux gens maigres, et surtout aux personnes nerveuses. Coupé avec le lait, il favorise les fleurs blanches, les fausses couches, les ulcères et les cancers de matrice, et généralement toutes les maladies dont cet organe se trouve affecté.

Le *thé* est un arbrisseau commun à la Chine, dont les feuilles sont employées en infusion après avoir été torréfiées. Il a un goût agréable ; il est sédatif et astringent. Il aide la digestion et favorise la transpiration ; il convient dans les pays humides, mais l'usage habituel qu'on en fait est plus malfaisant que celui du café ; il détruit la sensibilité nerveuse et l'irritabilité musculaire ; il affaiblit le tube digestif et occasionne le tremblement des membres. Le *thé bohea* est plus narcotique que le thé vert, et par conséquent plus nuisible.

CHAPITRE XI.

DES ALIMENTS EN GÉNÉRAL.

On nomme aliment tout ce qui sert de nourriture; les aliments sont des substances qui, introduites dans le corps, servent à le nourrir et à réparer ses pertes, à l'augmenter et l'accroître jusqu'à ce qu'il soit arrivé, en hauteur, en épaisseur et en grandeur, aux limites que lui a prescrites la nature.

Les aliments sont exclusivement fournis par les deux règnes végétal et animal; leur caractère fondamental est d'être altérables, et de se laisser décomposer par l'action des viscères digestifs, ce qui les distingue essentiellement des médicaments. Ceux-ci ont, au contraire, la propriété caractéristique de modifier les propriétés vitales de nos organes. Les aliments sont, composés de différentes substances qui sont, les unes accessoires, et les autres principales; ces substances sont divisées en deux sortes. Les principales sont la fécule, le gluten, le sucre, la gomme, etc.; ces principes se rencontrent dans

les végétaux ; ils sont immédiats et essentiellement nutritifs, tandis que les substances accessoires, qu'on rencontre également dans les végétaux, mais qui n'y jouent qu'un rôle secondaire,
sont l'huile, le mucilage, etc. On trouve ces deux
sortes de substances combinées ensemble.

Parmi les substances fournies par le règne animal, la fibrine et la gélatine tiennent le premier
rang ; l'*osmazome*, la graisse, etc., ne sont en
quelque sorte qu'accessoires.

La faculté qu'ont nos organes d'assimiler les
aliments en notre propre substance suppose
dans les substances nutritives une certaine al-
térabilité plus ou moins aisée, selon qu'ils se
rapprochent plus ou moins de la nature animale.
Ainsi toutes ces substances sont sujettes au
mouvement spontané que décide dans leurs parties l'eau aidée de la chaleur. Aussi les anciens
considéraient l'humidité et la chaleur comme
deux conditions essentielles à l'aliment. Toute
substance qui ne jouit pas de ces deux propriétés change l'état du corps, et devient médicament ou poison, en déterminant une plus ou
moins grande perturbation dans l'organisme,
tandis que le véritable aliment n'occasionne
aucune altération à notre corps, étant pris modérément.

La simplicité des aliments et la tempérance sont les sources abondantes de la santé, de la vie et du vrai plaisir, tandis que les aliments composés de haut goût et l'intempérance ruinent la santé, détruisent la sensibilité, et avec elle le plaisir. Aussi le meilleur assaisonnement est l'appétit, et le mets le plus exquis n'est rien pour un estomac malade. Beaucoup d'individus périssent avant l'âge pour s'être livrés avec excès au plaisir de la table. C'est ce qui a fait dire à un auteur que la bouche tuait plus d'hommes que le glaive: *Plus occidit gula quàm gladius.*

Nous voyons tous les jours que les hommes qui jouissent de la meilleure santé et qui vivent le plus longtemps sont ceux qui, au contraire, ont vécu sobrement, en ne satisfaisant que leurs besoins. Nous avons été confirmés dans cette opinion par plusieurs personnes très-âgées, qui nous ont affirmé que, de vingt à quarante ans, elles avaient été affectées de maladies de langueur, de fièvre lente, de délabrement d'estomac, etc. ; que pendant plusieurs années cet état avait résisté aux traitements les plus rationnels, dirigés par des médecins renommés; mais que, n'en ayant obtenu aucune amélioration, elles avaient fini par abandonner toute espèce de médicament, et s'étaient imposé un régime simple et sobre ; que l'effet de ce nouveau genre de vie avait été tel qu'insensiblement leurs maladies avaient cessé, et que leur santé s'était entièrement rétablie.

Le régime de vie exerce la plus grande influence non-seulement sur le physique, mais encore sur le moral ; il influe sur les mœurs et le caractère de l'homme. On a observé que les peuples sobres et tempérants, qui ne vivent que de végétaux, sont les plus humains et les plus doux, et que les nations carnassières sont féroces et cruelles. On a encore remarqué que les grands mangeurs de viande étaient en général plus cruels que les autres hommes.

L'homme, d'après son organisation et sa conformation mixte, est omnivore ; et le règne organique, qui comprend les végétaux et les animaux, lui fournit toutes les matières alimentaires ; le règne inorganique ou minéral ne lui offre que quelques condiments, tels que le sel, etc. D'ailleurs l'usage unique des alimens d'un seul genre produit chez lui le dégoût et lui occasionne diverses incommodités. Le régime végétal ne le soutient pas assez et ne répare pas suffisamment ses forces, tandis que le régime animal augmente considérablement la bile et la masse de sang, et dispose aux maladies inflammatoires et aux fièvres bilieuses putrides. Il faut donc que l'homme, pour se bien porter, prenne sa subsistance parmi les végétaux et les animaux, mais en ayant soin de les mélanger et de n'emprunter au règne animal que le tiers ou le quart de ses aliments.

Il existe la plus grande analogie entre les parties de notre corps et les aliments. Nos solides ont commencé par être fluides, et dans cet état ont circulé avec le sang dans notre corps. Il est donc avéré que nos humeurs et nos solides se rencontrent dans les aliments, et qu'ils se trouvent tout formés dans la chair des animaux. Les analogues se rencontrent dans les végétaux. Ainsi la gélatine animale a pour analogues le mucilage et la fécule végétale ; le gluten végétal existe dans presque toutes les herbes ; il est de même nature que la partie fibreuse du sang et le gluten de la fibre musculaire. On trouve encore dans le règne végétal une substance qui a beaucoup d'analogie avec l'albumine des animaux. Toutes ces matières possèdent non-seulement la qualité nutritive, mais elles se ressemblent encore en ce qu'elles ont une base commune, qui est l'oxyde hydrocarboneux.

La bonne ou mauvaise digestion dépend de la solubilité des aliments, de l'activité du suc gas-

trique et du sentiment propre de l'estomac. De.
la qualité molle et tendre des aliments dépend
leur solubilité ; les plus denses et les plus compactes se digèrent moins aisément, mais ils
nourrissent bien davantage lorsqu'ils ont été
digérés. Plus un aliment présente d'analogie
avec les humeurs de notre corps, plus il est soluble et moins il laisse d'excréments; et plus il
s'éloigne du caractère animal, plus il fournit
d'excréments. Le meilleur mode de coction à
donner aux aliments, c'est de les amollir le plus
possible, afin d'en faciliter la digestion. Outre
l'activité plus ou moins grande du suc gastrique, dont l'action sur les aliments influe plus ou
moins sur leur coction, l'état actuel de l'estomac y contribue encore bien davantage. Lorsque le sentiment de cet organe est émoussé, il y
a faiblesse et relâchement, d'où s'ensuivent l'in-
appétence et même des nausées ; quand même
alors les aliments seraient pris en petite quantité, ils ne se dissolvent pas, ils séjournent longtemps dans l'estomac, ils y fermentent et y contractent des qualités vicieuses. La même chose
arrive pour les substances contre lesquelles
l'estomac éprouve de l'aversion. Si elles ne sont
pas rejetées par le vomissement, elles agissent
comme de vrais poisons et déterminent les ac-

cidents les plus graves. Si, avant d'avoir aban-
donné leur caractère de crudité, les aliments
passent trop vite dans les intestins, ils occasionnent des coliques plus ou moins violentes, des
diarrhées, etc.; et ce n'est que lorsque l'estomac
exerce ses fonctions modérément, qu'il n'est pas
privé de ses forces, que le suc gastrique a le degré d'énergie nécessaire pour la coction des aliments. Dans ce cas la digestion fait éprouver
des sensations agréables qui se propagent dans
toutes les parties du corps. C'est là le meilleur
signe que la digestion se fait bien.

L'habitude a le plus grand pouvoir sur notre
estomac. Les aliments qui nous plaisent, auxquels nous sommes accoutumés, lors même
qu'ils seraient mauvais par eux-mêmes, sont
préférables pour la santé à des aliments qui
nous paraîtraient moins agréables et auxquels
nous ne serions pas habitués, ceux-ci étant même
d'une meilleure qualité.

La sensation agréable que nous éprouvons en
prenant des aliments provient de l'affinité qui
existe entre l'aliment et l'état actuel de notre
système digestif. Nous pourrions désigner cet
état de choses sous le nom de sympathie, et ap-
peler antipathie l'aversion bien prononcée que
certaines personnes éprouvent à la vue et même

à l'odeur de certains aliments. J'ai connu une religieuse qui, dès sa plus tendre enfance, avait éprouvé des vomissements violents en mangeant des pommes. Cette aversion avait tellement augmenté en avançant en âge que la seule odeur de ce fruit, qui se trouva un jour renfermé dans l'armoire de sa chambre, la fit tomber en convulsions. Un homme de lettres redoutait la froideur de l'eau et était affecté de hoquet chaque fois que ce fluide était au-dessous de la température de 7 à 8 degrés de chaleur. Etant gravement malade, son médecin, malgré cet avertissement, l'ayant forcé d'avaler de l'eau à la température de la glace, il périt sur-le-champ.

Il y a moins à craindre de faire usage de choses mauvaises, auxquelles nous sommes habitués depuis longtemps, que d'user de choses bonnes auxquelles nous ne sommes pas accoutumés. Combien y a-t-il de peuples qui ne se nourrissent que de viandes et de poissons pourris, et qui cependant, pour ce qui est de la digestion, n'en éprouvent momentanément aucune incommodité, quoiqu'à la longue l'usage de ces substances insalubres facilite le développement de maladies graves, telles que les affections putrides, et surtout les maladies de la peau. Il est reconnu, en effet, que les nègres qui vivent de poissons pourris sont plus particulièrement affectés de *l'éléphantiasis*.

Il résulte, d'après ce que je viens de dire sur les aliments, que l'estomac n'agit point mécaniquement, à la manière des leviers et des coins, mais qu'il agit d'après sa propre sensibilité et selon son appétence pour les différents aliments.

CHAPITRE XII.

DES SUBSTANCES ALIMENTAIRES VÉGÉTALES.

Nous diviserons les substances alimentaires en boissons, dont nous avons déjà parlé, en aliments proprement dits et en assaisonnements. Nous diviserons encore les aliments en aliments végétaux et en aliments tirés du règne animal. Nous commencerons par les végétaux, et nous comprendrons dans cette classe les fruits, les herbes potagères, les graines, les végétaux farineux et les noix.

Les fruits acides de l'été sont rafraîchissants : ils excitent la sécrétion de la salive et du suc gastrique, et apaisent la soif. Arrivés dans l'estomac, ils diminuent l'action du système sanguin et agissent comme sédatifs. C'est à leur vertu sédative qu'est due la propriété de diminuer la chaleur animale. Ils ont celle de décomposer la bile et de la faire couler par le bas; leur usage modéré prévient les désordres qu'occasionne l'acrimonie de cette humeur. Les fruits contiennent encore une certaine quantité de matière sucrée qui les rend nourrissants; ils sont aussi diurétiques et font couler les urines. Il ne faut user que de ceux qui sont arrivés à un degré de maturité convenables, sans en abuser, et rejeter les autres comme malsains, pouvant occasionner des dyssenteries, etc.

Parmi les fruits acides dont l'usage est le plus usité sont les baies d'épine-vinette, les cerises aigres, les citrons, les pommes, les groseilles.

Les fruits doux contiennent plus de sucre que d'acidité; ils sont agréables au goût, très-nourrissants et de facile digestion. Dans cette classe se trouvent l'ananas, les abricots, les oranges, les cerises douces, les melons, les melons d'eau, la courge muscade, les dattes, les figues, les fraises, les framboises, les grenades, les jujubes, les pommes douces, les mûres, les pêches, les raisins, les prunes, etc. Tous ces fruits acides et doux jouissent plus ou moins de la vertu laxative et diminuent la transpiration.

Les fruits astringents et acerbes sont ceux qui ont la propriété de resserrer nos solides, de les condenser, et d'augmenter leur force de cohésion. Ils ont une saveur âpre et acerbe, et contiennent presque tous de l'acide gallique. Les principaux fruits de cette classe sont les prunelles, les cornouilles, les coings, les nèfles, les airelles, les olives, les poires et les sorbes.

La nature bienfaisante a placé en abondance les fruits dans les pays chauds et les a fait croître dans les saisons chaudes, pour être plus utiles à l'homme; de là vient que dans ces pays, et dans l'été, on s'en nourrit de préférence aux autres aliments.

L'usage des fruits est non-seulement très-utile dans les grandes chaleurs, mais leurs vertus sont encore très-avantageuses dans les maladies où l'action des vaisseaux est très-augmentée, comme dans les affections nerveuses provenant d'un excès de force et de ton, dans les soifs ardentes, dans les affections bilieuses, etc. Le grand point, c'est d'en éviter l'excès, surtout lorsqu'ils sont récents, parce qu'alors ils peuvent devenir très-préjudiciables à la santé. En débilitant l'estomac et les boyaux, ils peuvent produire la diarrhée, des affections gastriques, même des fièvres intermittentes, etc.

Les plantes potagères sont peu nourrissantes; elles sont généralement douces, quoique plusieurs n'aient pas de goût; elles contiennent peu de mucilage ou *muqueux*, mais elles ont abondamment d'acide carbonique; elles sont très-solubles et très-acescentes : aussi sont-elles venteuses, et occasionnent-elles bien souvent des aigreurs. Il faut en dégager l'acide carbonique par une bonne coction, et y joindre des assaisonnements pour en faciliter la digestion.

Parmi celles qui sont le plus en usage dans nos cuisines se trouvent le concombre, la courge commune, le potiron, l'aubergine, la chicorée, l'endive, *chicorée frisée*, la poirée blanche, ou *bette*, la betterave, *poirée rouge*, la laitue, le pourpier, la mâche, ou *blanchette, doucette*, l'oseille, le houblon, *vigne du nord*, le chou, le cresson de fontaine, le cresson alénois, ou *des jardins*, l'estragon, le persil, le cerfeuil, la rave, le navet, le radis, la scorsonnère, le salsifis, le chervis, l'ache ou *céleri*, l'asperge, l'artichaut, la carotte, le panais, l'ail, l'ognon, le poireau, les champignons, la truffe, etc.

Les graines ou semences sont de deux espèces; la première comprend les graminées, qui sont très-nourrissantes, en raison de la fécule ou amidon et de la matière sucrée qu'elles contiennent. La plupart de leurs graines servent d'aliment à l'homme; il n'y a guère que l'*ivraie* et la *covette* qui paraissent être vénéneuses. Toute la plante des graminées est profitable; elle sert de pâture aux herbivores. Ces végétaux sont extrêmement multipliés, et se trouvent dans tous les pays habitables; la forme que la nature a donnée à leurs semences facilite les vents à les transporter au loin.

La fécule est une substance nutritive très-abondante dans les végétaux; de toute la plante ce sont les graines qui en contiennent la plus grande quantité. C'est un des aliments le plus analogue à la nature de l'homme. L'usage des graminées et leur culture se perdent dans la nuit des temps; elles ont servi et servent encore de nourriture à la plupart des peuples, policés ou sauvages.

Les graminées les plus généralement connues sont l'orge, dont il y a quatre espèces, le blé noir, le maïs, *blé de Turquie, d'Espagne ou d'Inde*, le millet, le riz, le seigle, le froment, *blé*, etc.

La deuxième espèce de *graines* ou semences comprend les légumineuses. On désigne sous le nom de légumes les fruits des plantes papilionacées, dont la capsule est appelée gousse, *légume*. Les graines de ces plantes servent d'aliment à l'homme et à plusieurs espèces d'animaux, et la plante sert de pâture au bétail. La farine extraite des semences de ces plantes est semblable à celle des graminées, mais elle est plus onctueuse et a un goût plus sucré; elle contient une grande quantité de fécule.

Les légumes sont très-nourrissants, mais moins solubles que les graminées, à raison de l'huile qu'ils contiennent; ils laissent dégager beaucoup d'acide carbonique pendant la digestion. C'est là la cause de la grande quantité de vents, et même quelquefois des coliques, qu'ils produisent. Aussi ne conviennent-ils qu'aux personnes robustes, dont l'estomac est bien constitué. Les plus usités sont les pois chiches, les pois, la fève, les haricots, les lentilles, etc.

Les graminées ne sont pas les seuls végétaux qui donnent de la farine; il existe une classe de végétaux dont les fruits, sans avoir les caractères des graminées, produisent de la farine qui alimente les habitants des pays où ils croissent : ce sont les fruits de l'arbre à pain, qui croît dans les îles Philippines; le fruit de l'arbre aux pois, qui croît dans la Sibérie septentrionale; la batate : c'est de sa racine qu'on retire de la farine pour faire du pain ; elle croît en Asie, en Afrique et en Amérique : la cassave provient de la racine du manihot ; elle vient en Amérique ; l'igname, espèce de liane qui croît en Amérique ; la pomme de terre, originaire de l'Amérique méridionale, d'où elle a été apportée en Europe au commencement du XVIIe siècle ; la poire de terre, *topinambour* : cette plante est originaire du Brésil ; le lichen d'Islande, qui sert de nourriture au peuple de cette île ; le sagou : c'est une pâte végétale qu'on retire de la moelle de plusieurs espèces de palmiers farineux qui croissent dans les îles Moluques ; le salep provient de la bulbe d'une espèce d'orchis qui croît en Perse.

Les noix sont des semences recouvertes d'une enveloppe plus ou moins dure, qui contiennent du muqueux et beaucoup d'huile fixe (*grasse*) ; on en retire l'huile par expression ou par la chaleur. Ces semences, quoique nourrissantes, sont indigestes ; en séjournant longtemps dans l'estomac elles y produisent du malaise. Les huiles animales et végétales sont nécessaires à l'homme ; tous les peuples en font usage ; elles fournissent l'hydrogène et le carbone, deux matériaux utiles à la nutrition.

Les huiles sont des corps gras, onctueux, fluides, combustibles, insolubles dans l'eau. On les distingue en grasses ou fixes, en essentielles ou volatiles ; leurs principes constituants sont l'hydrogène et le carbone.

Les huiles fixes ont à peu près les mêmes propriétés et la même action sur le corps ; il faut les choisir pures, récentes et exemptes de rancidité. Les personnes d'un tempérament pituiteux, sujettes aux aigreurs, celles dont l'estomac est relâché et faible, doivent s'en abstenir. Les amandes, fruits de l'amandier, grand arbre qui fut apporté de la Syrie en Europe ; les noisettes, fruit du noisetier ou *coudrier;* les noix proprement dites, fruits du noyer, grand arbre originaire de Perse ; la châtaigne, le *marron,* fruit du châtaignier, grand arbre des pays montagneux ; le cacao, fruit du cacaoyer, indigène au Mexique, en Amérique ; le coco, *noix de l'Inde*, fruit du palmier, originaire de l'Asie, de l'Afrique et de l'Amérique ; les pignons, fruit du pin, nommés *pin-pigniers,* originaire d'Espagne et de l'Italie ; les pistaches, fruits à amande du pistachier, originaire d'Asie ; la châtaigne d'eau, *macle,* fruit d'une plante annuelle des étangs ; les faînes, *semences du hêtre*, dont le goût approche beaucoup de celui des noisettes.

Nous venons de faire l'énumération des substances végétales qui servent à l'alimentation de l'homme et des animaux ; nous allons énumérer maintenant les aliments que l'homme tire du règne animal.

CHAPITRE XIII.

DES SUBSTANCES ALIMENTAIRES ANIMALES.

Les viandes sont composées de trois sortes de substances, qui sont la gélatine, l'albumine et le gluten ; ces trois substances sont caractérisées par la présence de l'azote ; mais ce principe est contenu, dans chacune d'elles, dans des proportions différentes : c'est ce qui fait qu'elles diffèrent entre elles. Le gluten contient le plus d'azote ; l'albumine en contient une moins grande quantité, et la gélatine est, de ces trois substances, celle qui en contient la plus petite partie ; elle est donc bien moins azotée que le gluten et l'albumine.

La gélatine est insoluble dans l'alcool ; elle est soluble dans l'eau et surtout dans l'eau bouillante, avec laquelle elle forme une gelée à mesure qu'elle se refroidit ; on la trouve dans les os, mêlée à beaucoup de phosphate et de carbonate de chaux. Elle constitue presque à elle seule les organes blancs répandus dans notre corps ; ces organes sont privés de l'irritabilité. L'albumine diffère de celle-ci en ce que, par l'effet de l'action du calorique, elle se concrète, et qu'elle devient soluble par l'action des alcalis. On la rencontre aussi dans toutes les parties blanches des animaux. Le gluten est insoluble dans l'eau et soluble dans les acides ; on le trouve organisé dans la chair musculaire. Il est contenu dans le sang sous forme de chair fondue ; il se dépose dans les muscles qui en sont les organes sécréteurs. On rencontre encore dans les muscles une substance muqueuse, extractive, qui a une odeur particulière, un goût sucré, qu'on nomme rissolée, dont les propriétés se rapprochent de la matière sucrée des végétaux.

Le lait est l'aliment le plus convenable dans le premier âge ; c'est la nourriture première de l'homme et d'une grande partie des animaux ; c'est une émulsion animale, formée du sérum ou *petit-lait,* du fromage et du beurre. Le sérum sert de véhicule au fromage et au beurre ; il contient une matière sucrée appelée *sucre de lait.* Chez l'homme encore enfant, et dans son premier âge, le lait qui convient le mieux à sa constitution est celui de sa mère ; à défaut, et de préférence à celui d'une nourrice mercenaire, je lui préférerais le lait des animaux ruminants, tels que le lait d'ânesse, celui de jument, qui, jusqu'à un certain point, peuvent le remplacer ; les autres laits viennent après les deux premiers ; ce sont le lait de vache, de chèvre et de brebis ; ce dernier est celui qui s'éloigne le plus de celui de la femme ; il est le plus difficile à digérer. Au reste, les proportions variables et les propriétés médicales du lait tiennent à l'état actuel de la santé de l'animal, à la nature des aliments dont il se nourrit et aux passions qu'il éprouve. L'allaitement a ses limites ; il ne doit pas durer moins de sept mois, et ne pas dépasser quinze mois. L'allaitement trop prolongé facilite le développement du rachitis. Pendant les quatre premiers mois de la vie, il ne faut donner aux enfants que le lait pour toute nourriture.

Le lait est bon lorsqu'il présente une saveur douce, une odeur agréable, qu'il est blanc,

égal, et d'une consistance moyenne ; en en prenant une petite goutte, elle doit conserver sa
forme ronde sans couler. Une autre manière, c'est
d'en imbiber un linge blanc qu'on fait sécher
ensuite ; si la couleur qui en résulte n'est pas
celle qui est naturelle au lait, c'est une preuve
qu'il est de mauvaise qualité. Le mauvais lait
se digère mal ; il occasionne des coliques, la
diarrhée, des convulsions, etc. ; il faut alors le
corriger par le régime de la nourrice, et, si on
ne le peut pas, il faut la changer.

Le lait est un aliment à demi digéré ; il est
utile et salutaire aux personnes dont les organes
digestifs sont très-affaiblis. Il convient également dans tous les cas d'épuisement, dans la
plupart des phthisies et des marasmes ; dans ces
cas-là, la diète lactée, qui consiste à ne prendre
que du lait pur, et quelquefois à l'unir au pain
et à quelques farineux, est très-efficace. En faisant bouillir le lait, on lui fait perdre son
aura, et on le rend difficile à digérer ; il convient mieux en l'avalant à mesure qu'il sort des
mamelles de l'animal.

Le beurre a les mêmes qualités que les huiles fixes ; il est nourrissant, mais peu propre
aux estomacs faibles. Le beurre rance est nuisible à la santé. La crême n'est autre chose que le

beurre mêlé à une certaine quantité de fromage.

Le fromage est la partie principale du lait, elle est analogue au gluten. Lorsque le fromage est fait avec le lait écrémé, il est très-nourrissant; c'est un aliment fort et en même temps échauffant; lorsqu'il a passé à la fermentation putride, il devient âcre et stimulant. Le fromage, pris en petite quantité et à la fin du repas, aide la digestion; celui qui a été confectionné avec du lait qui n'a pas été cuit est le meilleur. Les fromages récents, faits avec de la crême, sont rafraîchissants et se digèrent avec facilité. Le proverbe latin consacre ce que je viens de dire:

Caseus est bonus, quem dat avara manus; le fromage est bon lorsqu'il est pris en petite quantité.

Le *serum*, ou *petit-lait*, est la partie la moins nourrissante du lait; outre son sucre, nommé *sucre de lait*, le *petit lait* contient encore quelque portion de beurre et de fromage, qu'on sépare en le clarifiant avec le blanc d'œuf ou la colle de poisson. Le lait passe facilement à la fermentation vineuse. Les Tartares font usage d'un vin et d'une eau-de-vie très-forte, qu'ils tirent du lait de cavale, en le faisant passer à la fermentation par la simple agitation.

La digestion des viandes est en raison de leur solubilité dans le suc gastrique ; car, pour que la coction des aliments puisse se faire dans l'estomac, il faut que préalablement ils aient été dissous dans ce suc, d'où il naît une fermentation animale. La propriété dissolvante du suc gastrique varie dans les différentes espèces d'animaux.

Le climat a la plus grande influence sur les qualités des chairs des animaux. Dans les pays chauds elles sont plus compactes, plus nourrissantes, mais plus difficiles à digérer, et tendent à la pourriture ; le contraire a lieu dans le Nord. Ce n'est que dans les climats tempérés où la chair des animaux ne présente pas ces inconvénients.

La chair des animaux carnivores est plus dense, plus compacte et plus alcalescente que celle des phytivores. Celle des animaux domestiques est bien différente de la chair des bêtes fauves. La première est molle, tendre, tandis que la seconde, appelée *viande noire*, est dure, dense, compacte, plus âcre, plus irritante et plus abontante en gluten.

CHAPITRE XIV.

DES QUADRUPÈDES.

Les quadrupèdes ruminants sont le bœuf, *taureau châtré;* sa chair abonde en matière nutritive, elle est très-nourrissante. Le mouton, *bélier châtré*, est originaire de l'Asie ; sa chair est moins dense que celle du bœuf; il fournit à l'homme de quoi se nourrir, et se vêtir par le ·moyen de sa laine. La chèvre, femelle du bouc, originaire du Levant ; sa chair est plus dure et moins facile à digérer que celle du mouton. Le cochon, *verrat châtré*, quadrupède domestique non ruminant, originaire de l'ancien continent; sa chair est forte et nourrissante ; elle diminue la transpiration ; elle ne convient pas aux estomacs paresseux ni aux habitants des pays chauds.

Les quadrupèdes fauves, ou *sauvages*, sont le sanglier, dont la chair est plus facile à digérer, plus nourrissante, et a un goût plus exquis que celle du cochon. Le chevreuil, habitant des forêts : sa chair est très-délicate ; il fait partie des quadrupèdes ruminants, ainsi que le cerf, dont nous allons parler. Le cerf habite les bois; sa chair est dure, difficilement soluble; mais celles de la biche, sa femelle, et du daguet, son petit, sont tendres, sapides et nourrissantes. Le lièvre : sa chair est noire, délicate, mais dense; elle est très-nourrissante et d'un goût exquis. Le lapin : sa chair est blanche, presque insipide. Le renard, originaire des pays froids : sa chair est coriace, cependant les anciens en faisaient un usage fréquent. La loutre habite les rivières; sa chair est coriace et a l'odeur du poisson pourri; elle est malsaine. Le hérisson : sa chair est peu nourrissante; les Indiens en font un grand usage.

CHAPITRE XV.

DES OISEAUX.

La chair des oiseaux est légère, d'une digestion facile, et répare promptement les forces; celle provenant des oiseaux de basse-cour est préférable à la chair des oiseaux des champs.

L'alouette, messagère du printemps : sa chair se digère aisément et a un goût parfait. L'oie, oiseau aquatique : sa chair est difficile à digérer. Le chardonneret, ainsi nommé parce qu'il vit dans les chardons : sa chair fournit un bon chyle. Le pigeon, symbole de l'amour conjugal : sa chair contient beaucoup de gluten, est extrêmement alcalescente, et occupe un des premiers rangs parmi les viandes noires. La caille, oiseau de passage : sa chair est très-délicate et très-nourrissante. L'ortolan, oiseau de passage : les qualités de sa chair ressemblent beaucoup à celles de la caille. La gelinotte habite les coudraies; sa chair est plus délicate que celle de la perdrix. Le dindon, coq d'Inde, la poule d'Inde, le dindonneau, sont, ainsi que le coq, des oiseaux domestiques originaires de l'Inde; leur chair est blanche, de même que celle de la poule et du poulet; elle contient beaucoup de gélatine et peu de gluten ; de toutes les viandes elle est la moins échauffante. Celle du poulet est très-facile à digérer; il en est de même du chapon et de la poularde. La pintade, *poule de Guinée :* sa chair est très-nourrissante; il en est de même du dindon. Celle du paon est un peu moins soluble. Tous ces oiseaux ont la chair blanche; leurs œufs sont très-nourrissants et d'une digestion facile ; ils conviennent aux convalescents. L'outarde : sa chair a le goût de celle du dindon, mais elle est difficile à digérer. Le moineau : sa chair est maigre, sèche et dure. La perdrix : sa chair est savoureuse et facile à digérer; le bouillon en est très-restaurant. Le faisan est originaire de la Colchide; sa chair a un goût exquis et fournit un excellent aliment. La grive est nourrissante et facile à digérer. Le merle : sa chair est amère hors l'époque des vendanges, parce qu'alors il vit de raisin. Le coq de bruyère : sa chair a un goût excellent et est très-recherchée par les gourmets. La mésange est difficile à digérer. Le pluvier doré : sa chair est très-délicate. Le râle d'eau a une saveur agréable. La bécasse habite les lieux marécageux; elle fournit un excellent aliment. La bécassine : sa chair est plus sapide et plus aisée à digérer que celle de la bécasse. L'étourneau, *sansonnet :* il n'est bon à manger qu'à l'époque des vendanges. Le cul-blanc a la chair délicate. Le vanneau : sa chair est grasse, tendre et facile à digérer. Le canard : sa chair est agréable et saine. La sarcelle, oiseau aquatique du genre des canards : sa chair est d'un bon goût. La foulque, *poule d'eau,* oiseau aquatique du genre des plongeurs; la macreuse, la mouette sont de la même espèce; leurs chairs sont bonnes à manger, quoique un peu marécageuses; il en est de même de l'hirondelle de mer. Le cygne est le plus grand de tous les palmipèdes; il a servi de modèle pour la fabrication des navires : sa chair est ferme, solide et de difficile digestion. Il est encore beaucoup d'autres oiseaux qui peuvent servir à l'alimentation.

CHAPITRE XVI.

DES POISSONS.

Les poissons ont, pour la plupart, la chair tendre et de facile digestion, mais elle nourrit peu et se putréfie aisément. Leur chair a la propriété de fournir beaucoup à la matière prolifique, mais elle favorise le développement de la lèpre et des autres maladies cutanées. Les poissons qui ont la chair blanche, molle, agréable, qui vivent dans une eau limpide, sont légers, faciles à digérer et nourrissants; ceux qui vivent dans les eaux stagnantes, bourbeuses, qui habitent les étangs, qui sont gras et visqueux, ont une chair pesante, lourde, et qui se digère difficilement.

L'esturgeon, poisson cartilagineux : il quitte la mer pour remonter les fleuves ; sa chair a le goût de celle du veau ; elle est difficile à digérer, mais ses laitances sont délicates et très-recherchées ; on appelle caviar les œufs de ce poisson lorsqu'ils ont été préparés. L'alose est un poisson de mer qui remonte les fleuves ; il est facile à digérer. Le barbeau, poisson d'eau douce : sa chair est fade, visqueuse ; ses œufs purgent violemment, surtout au printemps. La brême, poisson d'eau douce, difficile à digérer. La bondelière, poisson d'étang, est de facile digestion ; il en est de même de la vaudoise, dont les écailles servent pour faire des perles artificielles. Le brochet habite les lacs : il est très-vorace ; sa chair est très-estimée, et son foie est recherché ; il est sujet au ténia. La perche : sa chair est très-délicate ainsi que ses œufs. Le saumon, poisson de l'Océan, qui remonte les fleuves : il pèse jusqu'à soixante livres ; sa chair est nourrissante et facile à digérer, quand elle est fraîche. Il en est de même de l'ombre. La truite, poisson de rivière, vorace, dont la chair est très-soluble et présente un excellent aliment. Les poissons limoneux sont l'anguille, seul des poissons d'eau douce qui entre dans la mer ; sa chair est un mets agréable, mais pesant et lourd. Le goujon est trèsindigeste. La carpe, poisson d'eau douce très-fécond, qui vit longtemps et devient très-gros; c'est un excellent aliment, qui se digère aisément. La loche, aliment médiocre. La lamproie, poisson de mer cartilagineux, qui remonte les fleuves; sa chair est très-nourrissante, mais peu soluble. La lotte, poisson de rivière : sa chair est d'une saveur exquise, mais ses œufs purgent violemment. La tanche, poisson de lac : elle est sujette au ténia; sa chair est d'un assez bon goût, mais difficile à digérer.

Les poissons de mer sont la morue, *merluche;* sa chair est excellente dans l'état frais; celle du mâle est plus recherchée, mais elle devient dure, coriace, par la dessiccation. Le merlan a la chair tendre, molle et légère; il convient aux malades. L'anchois, petit poisson de la Méditerranée, sans écailles : il est très-délicat; on le sale pour le conserver. Le hareng, poisson de passage, qui va par troupe : dans l'état frais sa chair est blanche et d'une saveur exquise; sec et salé, il devient malsain; il vaut mieux étant dessalé, mais celui qui est enfumé est pernicieux. La sardine, petit poisson qui ne diffère guère de l'anchois : on en exprime une huile qu'on vend dans le commerce. Le thon, grand poisson de la famille des cétacés, donne une chair rouge, ferme, très-nourrissante, dont le goût approche de celle du veau. Le dauphin, *marsouin, cochon de mer*, de la famille des cétacés : sa chair est noirâtre, et son goût a de l'analogie avec celle du cochon : elle est difficile à digérer. La raie, poisson cartilagineux, dont la chair sent le sauvagin ; c'est un bon aliment. Le maquereau, ainsi nommé parce qu'il conduit les petites aloses, dites *pucelles*, à leurs mâles : sa chair est grasse, compacte et nourrissante. Le turbot, *faisan d'eau*, à cause de la délicatesse de sa chair ; il acquiert jusqu'à trois mètres de longueur. Le lamantin, *manati :* il habite les grands fleuves de l'Amérique et pèse jusqu'à douze cents livres : sa chair est analoque à celle du veau ; elle est très-succulente et d'un bon goût. La sole, *perdrix de mer :* on lui donne ce nom à cause de la bonté de sa chair, qui est saine et nourrissante. Le rouget : on lui a donné ce nom parce qu'il est rouge ; sa chair e st blanche, ferme et de très-bon goût. La limande : sa chair est molle et facile à digérer. L'éperlan, petit poisson ainsi appelé à cause de sa blancheur, qui ressemble à celle des perles ; il remonte les rivières : sa chair est tendre, d'un goût exquis, sentant la violette. La dorade, ainsi nommée d'une ligne couleur d'or qui va de la tête à la queue ; elle dévore les poissons volants : sa chair est blanche, ferme, d'une saveur agréable et facile à digérer.

CHAPITRE XVII.

DES AMPHIBIES, DES INSECTES ET DES COQUILLAGES.

Des amphibies.

On appelle amphibies les animaux qui vivent alternativement sur terre et dans l'eau. Ils se rapprochent beaucoup des poissons par leurs qualités alimentaires ; on n'emploie comme aliment que la tortue et la grenouille.

La tortue est ovipare ; il y en a plusieurs espèces dont la plus grande pèse jusqu'à six cents livres, et son écaille a plus de cinq pieds de long, sur quatre et quelques pouces de large ; sa chair est blanche, fraîche, délicate, et a le goût de celle du veau. La femelle pond plus de deux cents œufs qu'on peut conserver longtemps. La grenouille, animal ovipare : sa chair diffère peu de celle des tortues ; elle rafraîchit et humecte ; on en fait des bouillons pour les malades et les convalescents, qui ont les mêmes vertus que ceux faits avec la chair de tortue.

Des insectes.

Il n'y a qu'un petit nombre d'insectes qui servent d'aliment à l'homme; telles sont l'écrevisse de mer, celle de ruisseau, la langouste et la chevrette. Ils appartiennent à la classe des curstacés. Leur chair est difficile à digérer et peu nourrissante.

Des coquillages.

Les coquillages sont des vers testacés qui ont un corps molasse, renfermé dans une coquille solide. L'huître, coquillage bivalve, est facile à digérer; elle est nourrissante et excite l'appétit, lorsqu'elle est fraîche et crue; mais cuite, elle est dure et de difficile digestion. On donne la préférence aux huîtres vertes, comme les meilleures, et surtout à celles d'Ostende. D'abord, le rivage d'Ostende ne produit pas d'huîtres, et celles qu'on y rencontre, et qu'on expédie dans tous les pays circonvoisins, proviennent des côtes d'Angleterre, d'où elles sont transportées à Ostende dans les mois d'août et septembre. Quant à la couleur verte que quelquesunes ont, on la leur donne en les faisant parquer pendant un mois ou deux dans des fosses pratiquées au bord de la mer, dont le fond et les parois sont tapissés d'une petite mousse verte. Je me suis assuré de la véracité de ces faits étant moi-même sur les lieux. La moule, *moucle*, coquillage bivalve de mer, de rivière et d'étang; celles de la mer sont préférables; elles sont plus saines, plus agréables au goût que les autres; leur chair est plus ferme que celle de l'huître; elle se digère plus difficilement, et produit assez souvent des efflorescences sur la peau, accompagnées de nausées et de vomissements. Le limaçon, coquillage univalve de terre, qui se nourrit de végétaux : sa chair est gluante, visqueuse et pesante; elle contient beaucoup de gélatine; on en fait des bouillons pectoraux, rafraîchissants et adoucissants, propres à calmer la toux des phthisiques. Tous les autres coquillages univalves, considérés comme aliments, présentent à peu près les mêmes qualités que les limaçons.

CHAPITRE XVIII.

DE LA PRÉPARATION DES ALIMENTS.

La préparation des aliments a pour but de les rendre plus agréables au goût et de facile digestion. Elle consiste dans l'application du calorique, et dans le mélange de diverses substances appelées assaisonnements. La coction a de très-grands avantages; elle rend les aliments plus solubles dans le suc gastrique. L'action du calorique est telle qu'il sépare et dissipe les parties volatiles et malfaisantes qui se rencontrent dans certaines plantes. Son application dégage encore l'air contenu dans les substances alimentaires, ce qui les rend plus solubles et moins flatulentes. C'est dans la préparation et la cuisson des aliments que consiste l'art de la cuisine, art porté à peu près à son dernier point de perfection, mais qui, en excitant l'appétit outre mesure, devient bien souvent funeste aux personnes qui se livrent avec excès aux plaisirs de la table. On devrait bannir de la cuisine les ustensiles préparés avec le plomb, l'étain et le cuivre, qui, en s'oxydant, deviennent de véritables poisons. L'étamage lui-même n'est pas sans danger, car l'étain le plus fin contient toujours des parcelles d'arsenic.

Les ustensiles de terre deviennent encore pernicieux lorsque le vernis qui les recouvre est fait avec le verre de plomb ; ce vernis se fond peu à peu avec les graisses, et, en se mêlant aux aliments, les altère, les déprave, et produit la colique des plombiers, dite *colique saturnine*.

CHAPITRE XIX.

DES ASSAISONNEMENTS.

Les assaisonnements ne sont utiles à la santé qu'autant qu'ils corrigent et améliorent certains aliments, en faisant disparaître ce qu'ils ont de défectueux. L'usage donne le nom d'assaisonnement à toutes les substances qu'on mêle aux aliments, comme le beurre, la crême, l'huile, le sucre, etc. Les uns sont apportés de dehors, et nous trouvons les autres parmi nous.

Ceux apportés des pays étrangers se nomment exotiques; ils contiennent une huile âcre qui les rend très-stimulants; ils augmentent la chaleur du corps, aident la digestion et rétablissent l'équilibre entre l'épigastre et la peau, en rappelant les forces de l'extérieur à l'intérieur. Ces assaisonnements ne conviennent que dans les pays chauds et dans les saisons chaudes prolongées. Leur usage doit être toujours très-modéré, sinon ils finissent par détruire la sensibilité de tout le système digestif. Ceux dont on use le plus communément sont : la cannelle, écorce du cannellier ; le gingembre, racine d'un *amomum* de l'Inde ; les clous de girofle, boutons non épanouis du giroflier ; le poivre, fruit du poivrier ; la muscade, fruit d'un arbre de l'Inde ; le sucre, suc épaissi de la canne à sucre : cette substance est très-répandue parmi les végétaux ; plusieurs en fournissent une assez grande quantité, telle que la betterave en France. Il paraît que le sucre est la base de toutes les substances alimentaires ; on le rencontre dans toutes celles qui nous servent d'aliments.

Les assaisonnements que nous trouvons parmi nous, désignés sous le nom d'indigènes, sont : le sel commun : il est très-abondamment répandu dans le règne minéral ; on le retire des eaux de la mer et des fontaines salées ; celui qui est retiré des mines porte le nom de sel *gemme*. Tous les peuples en font usage et le mêlent dans leurs aliments ; c'est l'assaisonnement le plus commun et le plus utile. Il stimule l'estomac, donne de la saveur aux aliments, favorise la digestion, augmente la sécrétion des urines ; mais son abus est pernicieux. Le vinaigre est le produit de la fermentation acide du vin : il est rafraîchissant, antiseptique ; il excite l'action de l'estomac, augmente l'appétit et aide la digestion. Le verjus est le suc exprimé des raisins verts, dans l'état de crudité ; il est plus astringent que le vinaigre. Les limons, les citrons et les oranges rafraîchissent davantage que le vinaigre. Les câpres, boutons du câprier : elles excitent l'appétit ; il en est de même des cornichons. Le cumin, *anis âcre :* cette plante est, ainsi que le carvi, antiventeuse ; elle a la propriété d'attirer les pigeons dans les colombiers. Le fenouil est aromatique ; il aide la digestion et dissipe les vents. Le laurier franc : ses feuilles sont odorantes, astringentes et un peu amères. On couronnait autrefois les nouveaux docteurs avec le laurier chargé de ses baies, qu'on nommait *baccæ lauri :* c'est de là qu'est venu le mot de *bachelier*. La moutarde et le raifort sont des stimulants. L'ail, l'ognon, le poireau provoquent les urines, poussent à la transpiration et à la sueur. La graisse des animaux et les huiles fixes, dont celle d'olive mérite la préférence, étant fraîches, sont nourrissantes, adoucissantes, et d'une saveur agréable ; les vieilles sont insalubres. Le beurre et la crême de lait, dans leur état de fraîcheur, sont des assaisonnements doux et agréables, avec lesquels on remplace l'huile dans bien des pays. Le miel se rapproche beaucoup du sucre ; il est extrait des fleurs par les abeilles, il est très-nourrissant et lâche le ventre. Les anciens l'employaient comme assaisonnement ; le bon est récent, pesant, doux et blanc, d'une odeur suave ; lorsqu'il est vieux il a un goût d'amertume et devient purgatif.

CHAPITRE XX.

RÈGLES A SUIVRE DANS L'USAGE DES ALIMENTS.

Du régime de vie dépendent le bon et le mauvais état du corps, l'harmonie et les discordances qui règnent dans les fonctions. Ainsi, la mauvaise qualité des aliments et des boissons et l'intempérance sont les sources les plus fécondes des maladies. De la même manière que chaque homme diffère de son semblable, quoique jouissant de la même constitution, les mêmes substances alimentaires ne sauraient convenir à tous. Il n'y a que sa propre expérience qui puisse faire connaître à l'homme les aliments qui lui sont utiles ; on ne peut, par conséquent, établir que des règles générales dans le choix des aliments. Cependant la nature, par une espèce d'instinct, selon les différents états de notre corps, nous indique les substances dont nous devons faire usage. C'est ainsi que les habitants des pays chauds ont un penchant invincible pour les acides et les végétaux, et de l'horreur, en quelque sorte, pour la viande et les substances alimentaires tirées du règne animal. — Par rapport à la quantité d'aliments qui convient à chacun, il faut une plus grande quantité de nourriture aux enfants, aux jeunes gens, qu'aux hommes de moyen âge et aux vieillards. Dans le jeune âge, les digestions sont d'autant plus actives que le corps prend plus d'accroissement; on mange aussi plus en hiver que dans les autres saisons. La règle qu'on doit suivre constamment, c'est d'éviter les extrêmes, et de ne manger ni trop, ni pas assez.

La faim et la soif doivent nous servir de guide dans les repas, et les aliments les plus simples sont ceux qui nourrissent le mieux. L'intempérance nuit autant au moral qu'au physique; elle déprave l'âme; aussi celle d'un gourmand réside tout entière dans son palais : il n'est à sa place qu'à table et ne sait juger que des plats.

Il est dangereux de ne faire qu'un repas dans les vingt-quatre heures, mais il est plus salutaire d'en faire deux ou plusieurs, en ayant soin de ne manger de nouveau qu'après avoir digéré les premiers aliments. Il faut à peu près de quatre à cinq heures pour que la digestion soit achevée. C'est surtout dans la vieillesse qu'il faut être tempérant ; les excès dans les aliments sont bien plus dangereux à cet âge que dans aucun autre. Le repas du soir doit être le plus léger. Tout changement subit dans les aliments est dangereux, et, si on y est contraint, il faut l'amener graduellement. Cependant la variation dans le régime convient aux personnes fortes, et la triste uniformité n'est propre qu'aux tempéraments faibles, valétudinaires, etc.

Il résulte de tout ce que j'ai dit que les qualités physiques et morales dont se compose le caractère de l'homme dépendent essentiellement des lieux qu'il habite, de l'air qu'il respire, des variations atmosphériques et des saisons qu'il éprouve, des aliments dont il se nourrit, des eaux et des diverses boissons fermentées dont il fait usage, des vêtements dont il se couvre, etc.

Et c'est à l'influence plus ou moins grande de ces causes qu'on doit attribuer les différences si sensibles qu'on rencontre parmi les individus faisant partie, non-seulement d'une même nation, d'un même canton, d'un même lieu, mais encore d'une même famille.

CHAPITRE XXI.

DU MOUVEMENT ET DU REPOS.

Il n'y a pas de bonne santé sans l'exercice, et le mouvement est au corps ce que l'eau est au fer. C'est le mouvement qui durcit le corps, qui le trempe et le rend propre à résister aux intempéries des saisons et aux variations brusques de l'atmosphère; il fortifie également le moral. En général, l'homme acquiert de l'énergie à mesure que le corps prend de la vigueur. C'est pourquoi les anciens adoptèrent l'art de la gymnastique comme base de l'éducation de la jeunesse; et, parmi eux, les Romains en retirèrent de si grands avantages qu'on les vit devenir bientôt tout aussi grands guerriers que bons diplomates. Tant que ce peuple resta sain et vigoureux, il fut invincible. Ce furent les exercices du Champ-de-Mars qui fortifièrent la constitution faible et délicate de Jules-César, et le rendirent le guerrier le plus redoutable et le plus intrépide.

Il n'y a que la libre circulation du sang et des humeurs, et la juste répartition des forces, qui

10

soutiennent la santé. C'est en maintenant un juste équilibre dans les foyers principaux de la sensibilité que nos organes fonctionnent bien. L'exercice donne de la vigueur au corps et prolonge l'adolescence. Le défaut d'exercice, au contraire, jette les organes dans l'inertie, concentre les forces dans l'épigastre, affaiblit le corps et amène une vieillesse prématurée. La circulation se ralentit, les sécrétions diminuent, surtout celle de la transpiration, les humeurs sont refoulées dans l'intérieur; de là des embarras et des obstructions dans les viscères, et une grande sensibilité dans le système nerveux, d'où s'ensuit l'engorgement des glandes, les maux de nerfs, l'hypocondrie, l'hystérie, etc. La vie oisive rend l'homme inutile à la société et le jette dans tous les vices. On a reconnu que les auteurs de l'oisiveté et de l'ennui étaient le luxe et la mollesse, et que ceux-ci étaient les enfants gâtés de l'opulence. En énervant le corps, ils corrompent les mœurs et entraînent l'homme à sa perte.

L'exercice le plus salutaire est celui qu'on prend en plein air, qui met en action le plus grand nombre des parties de notre corps, et qui est proportionné à nos forces. Les promenades à pied, dans des lieux champêtres, la course, la danse, l'escrime, la chasse, les jeux du volant, du mail, la natation, la navigation, l'équitation, la voiture, etc., sont autant de moyens propres à entretenir et développer nos forces. Ces exercices donnent de la vigueur au corps, récréent l'âme et procurent des sentiments agréables. L'exercice doit être pris plutôt avant qu'après le repas; on ne doit pas s'y livrer immédiatement après. Il ne faut pas le continuer trop longtemps, parce que la grande fatigue affaiblit le corps et l'épuise.

Le travail est aussi utile à la santé qu'il est indispensable au bonheur de la société. Le campagnard, occupé toute la journée à des exercices pénibles et fatigants, n'en est pas moins content et n'en jouit pas moins d'une bonne santé, tandis que le citadin est énervé et s'ennuie même au sein des plaisirs. Le travail est donc le père de la santé et du bonheur; mais il ne faut pas qu'il soit porté à l'excès et qu'il dépasse en proportion l'état de nos forces; autrement il épuise. Le travail en plein air est bien plus salutaire que celui auquel on se livre dans les maisons. Le travail sédentaire ne convient qu'aux femmes, qui supportent bien mieux que les hommes ce genre d'occupations, auxquelles elles paraissent être destinées spécialement. Les femmes ont sur l'homme un plus grand fonds de gaîté; elles sont plus susceptibles de sensations agréables; elles sont portées à parler davantage, et le babil est pour elles une sorte d'exercice; elles ont moins besoin d'aliments et ne s'épuisent pas si facilement que l'homme.

Les travaux sédentaires sont préjudiciables à la santé de l'homme, tels que les métiers de tisserand, de tailleur, de cordonnier, etc. Les ouvriers qui les exercent y sont, pour la plupart, soumis par leurs parents dès l'enfance; c'est ce qui fait qu'ils n'acquièrent jamais ni la taille, ni la force, ni la vigueur des autres hommes, si nécessaires au métier de la guerre et de la culture des champs; ils sont courbés, comprimés, ont les jambes cagneuses, la taille mal proportionnée, et prennent, dans leur contenance, la posture qui est propre à leurs travaux. Leur face est étiolée, triste; elle présente des traits concentrés; ils sont souvent malades et vieillissent de bonne heure. Une des causes principales qui contribuent puissamment à l'état maladif des ouvriers, c'est leur rassemblement dans un même lieu, le plus souvent peu aéré et pas assez vaste, ainsi que les positions forcées et continues que les divers genres de travaux auxquels ils se livrent les obligent de prendre.

On a observé que c'était dans les pays de manufactures que les maladies nerveuses affectaient les gens du peuple, et que les mœurs y étaient plus corrompues qu'ailleurs; d'où on peut conclure que la dégradation physique entraîne toujours la dépravation morale. Nous devons signaler que plusieurs départements manufacturiers n'ont pu, dans ces derniers temps, fournir à la conscription leur contingent militaire, à cause du degré d'abâtardissement où se trouve réduite leur population. Il est généralement reconnu que les villes manufacturières sont celles où les mœurs sont le plus corrompues; il résulte de cela que le travail sédentaire est non-seulement pernicieux au corps, mais qu'il l'est encore à l'esprit. Il serait bien plus avantageux, pour la beauté de l'espèce et la conservation des bonnes mœurs, de ne permettre l'admission des enfants dans les manufactures qu'après l'âge de puberté.

Il convient aux ouvriers qui se livrent au travail sédentaire de changer souvent de situation, de se promener, de faire, le plus souvent qu'ils le pourront, de l'exercice au grand air, de n'user que d'aliments fortifiants, de viandes, de pain bien cuit, de bon vin, pris modérément, de quelques plantes âcres, qui donnent de l'action aux solides et aux fluides, telles que l'ail, l'ognon, le poireau, etc. Il faut en même temps qu'ils s'abstiennent de substances difficiles à digérer, de liqueurs fortes, de toute espèce de débauche; qu'ils évitent les tavernes, les cafés et les maisons de jeu.

CHAPITRE XXII.

DE LA VEILLE.

La veille est le libre exercice des sens et des mouvements du corps; le cerveau jouit, dans cet état, de toute la plénitude de son activité; il reçoit les impressions qui lui sont transmises par chacun de nos sens; il les conserve, les prolonge et les médite. C'est à la mémoire, faculté qui a été donnée à l'âme de retenir les images et les pensées, lesquelles sont toujours le résultat de nos sensations, que nous sommes redevables de la faculté de les rassembler, de les coordonner, de les comparer et de former des jugements. L'estomac, le diaphragme et la grande courbure de l'intestin nommé *colon* concourent également à l'état de la veille, comme centre d'action.

Cependant la veille prolongée qui empiète sur le sommeil est préjudiciable à la santé ; elle dérange l'ordre des fonctions de nos organes, en déterminant chez eux une trop grande tension, qui les oblige de soutenir des efforts trop longtemps prolongés, lorsqu'ils ont besoin de se livrer au repos. Les organes les plus affectés sont ceux que nous venons de citer, qui, placés dans la région épigastrique, reçoivent l'impression de toutes nos sensations. Enfin les veilles forcées abrégent la vie en la remplissant d'une infinité de maux.

Rien n'est plus contraire à la santé que de veiller la nuit. Les tempéraments les plus robustes sont promptement ruinés par les veilles nocturnes. Ce n'est pas impunément qu'on viole les vœux et les lois de la nature ; on ne les enfreint pas sans s'exposer à des maux réels, comme le prouvent ceux *qui font du jour la nuit, et de la nuit le jour*. Leur visage est pâle et blême ; une débilité générale s'empare de leurs corps ; ils vacillent, ils tremblent, et des affections plus ou moins graves viennent les affecter tour à tour. La nuit, par la nature de l'air qui est plus frais et plus humide, par les ténèbres, par le silence, indique à tous les êtres vivants le temps du repos. Le sommeil est alors plus tranquille, plus calme, plus profond, et répare bien davantage les forces ; au lieu que, durant le jour, tous nos sens sont irrités par la lumière, le bruit, le chaud, le froid, etc.

Généralement tous les individus éprouvent un mouvement fébrile qui se manifeste le soir, et qui est plus prononcé chez les personnes nerveuses. C'est une petite fièvre qui est caractérisée par la précipitation du pouls, la lassitude des membres, et la propension au sommeil, qui augmente insensiblement jusques après minuit, et qui se termine par d'abondantes sécrétions qui ont lieu par les urines, et surtout par la transpiration et la sueur. Cette fièvre est véritablement utile au corps. Il en résulte que ceux qui veillent pendant cet accès fébrile, qui est destiné à séparer et à épurer les humeurs, troublent l'appareil des mouvements des organes qui tend à opérer ces sécrétions salutaires, et se préparent des maux infinis.

CHAPITRE XXIII.

DU SOMMEIL.

Le sommeil est le repos et le silence des organes des sens, des facultés intellectuelles et des mouvements volontaires. Il est un des plus grands bienfaits de la nature; chaque jour il nous fait renaître et nous fait jouir d'une vie nouvelle. Il renouvelle la sensibilité et l'empêche de s'émousser rapidement.

Le sommeil naturel dépend en grande partie de la tension modérée du diaphragme, qui est le centre commun. Mais, lorsque celui-ci est irrité, il communique cet excès d'action au cerveau, dont l'activité est dans une étroite dépendance de l'excitement du diaphragme; il conserve la tension qui constitue l'état de veille, et on est privé du sommeil. Ainsi donc, tout ce qui détermine une certaine portion des forces vers le centre, et qui occasionne une tension modérée du diaphragme, produit le sommeil naturel; car l'altération et la compression du cerveau ne produisent qu'un sommeil comateux. La propension au sommeil qu'éprouvent tous les animaux après le repas provient de ce que la digestion attire les forces vers l'épigastre, et qu'alors elles exercent moins leur action sur les autres parties du corps.

Le froid produit le sommeil, et, dans l'état de repos, à 8 degrés au-dessous de zéro il occasionne la mort, tandis que l'homme qui est en action peut impunément supporter un froid bien plus rigoureux. Le froid concentre entièrement les forces dans l'épigastre. Pendant le sommeil profond, l'action du cerveau est singulièrement diminuée; il demeure insensible aux impressions externes. Dans les songes il conserve un certain degré d'action; ce n'est que dans un sommeil léger qu'ils ont lieu.

Le sommeil naturel, de sept à huit heures de durée, et pas moins de six dans les vingt-quatre heures, répare les forces et restaure le corps. Dans cet état le pouls est plus lent, la respiration moins fréquente, le cours du sang et des humeurs ralenti, et les sécrétions et les excrétions diminuées; les forces sont alors distribuées uniformément, et les nerfs et les muscles reprennent leur activité; tandis que le sommeil excessif débilite le corps, le rend pesant, diminue l'activité des sens et les forces de la vie. Le corps se relâche, s'amollit et s'engraisse, et la mémoire se perd. Il faut que la chambre à coucher soit éloignée de tout bruit, sans lumière et dans les ténèbres. Elle doit être vaste et bien aérée, et l'air souvent renouvelé. Il convient mieux de se coucher sur le côté droit, la tête un peu élevée. On ne doit jamais lire ni étudier dans son lit. Il faut éviter toute occupation sérieuse, au moins une heure avant de se coucher. Dans les pays chauds et dans les saisons chaudes, il est avantageux de dormir après le repas ; il en est de même pour les personnes qui habituellement se livrent à des travaux durs, à des exercices violents, et qui dorment peu la nuit. Mais il n'en est pas de même dans les climats froids et en hiver ; c'est alors qu'il vaut mieux faire de l'exercice après le repas plutôt que de rester dans l'inaction, et surtout de se livrer au sommeil. Les enfants, les femmes, les gens de lettres, et les personnes nerveuses et irritables ont besoin de dormir pour bien digérer, parce que les causes d'irritation se renouvellent presque à chaque instant pendant la veille.

La méridienne est utile dans les pays chauds, par la raison que le sommeil ramène vers l'épigastre les forces nécessaires à la digestion, et que la chaleur les éparpille vers la peau. Les

enfants, les jeunes gens et les femmes doivent
dormir davantage que les hommes d'un âge
moyen et les vieillards; les personnes maigres
et sèches, plus que les personnes grasses; les
tempéraments bilieux et atrabilaires, plus que
les pituiteux. On dort davantage en hiver et
au printemps qu'en été et en automne.

CHAPITRE XXIV.

DES SÉCRÉTIONS ET DES EXCRÉTIONS.

Les sécrétions et les excrétions sont des fonctions des plus importantes pour le maintien de
la santé. Leur dérangement occasionne des désordres plus ou moins grands, soit dans les actions, soit dans les mouvements des organes,
et produit entre les principaux foyers de la sensibilité un défaut d'harmonie qui constitue la
maladie; c'est l'action générale du corps qui les
détermine, attendu que les humeurs obéissent
toujours aux déterminations du mouvement
des organes, et qu'elles affluent là où l'action
est plus fortement déterminée; ce qui a donné

lieu à l'adage suivant : *Ibi dolor ubi fluxus*; les humeurs affluent là où est la douleur.

Les sécrétions et les excrétions tiennent à la sensibilité des organes qui exercent ces fonctions, en vertu de laquelle ils n'admettent que les matières qui leur sont propres et repoussent les autres. Les sécrétions doivent être circonscrites dans de justes bornes, s'exercer librement pour le maintien de la santé; mais si elles sont immodérées elles déterminent la maladie.

Le chyle est extrait des aliments ; le sang est formé par le chyle, et les humeurs sont le produit du sang artériel, dont la chaleur est de 32 degrés, tandis que le sang veineux n'a que 30 degrés de calorique.

La salive est très-utile à la digestion ; elle est sécrétée dans la bouche par les glandes salivaires. Le crachement trop fréquent de la salive rend la digestion pénible et difficile.

Le mucus nasal, celui des bronches, celui qui tapisse le canal alimentaire, la vessie, l'urètre, la matrice, etc., sont de même nature. Ils humectent les membranes qu'ils recouvrent; ils servent à les garantir des diverses causes irritantes qui pourraient altérer leurs fonctions, et en se mêlant aux excréments ils en facilitent l'excrétion.

Les matières fécales sont le résidu des digestions; lorsqu'elles séjournent trop longtemps dans les intestins, elles s'endurcissent, compriment les vaisseaux abdominaux, gènent la circulation, et occasionnent des embarras dans le système de la veine porte, et en bridant l'action des viscères abdominaux elles déterminent la douleur, la pesanteur, l'insomnie, des vertiges, etc. Cet état constitue la constipation. La promptitude et la fréquence des selles affaiblissent le corps et sont toujours le produit des mauvaises digestions. Dans l'état de santé les selles s'écartent également de ces deux extrêmes. Les excréments doivent avoir une certaine consistance, ni trop dure, ni trop molle; il faut qu'ils soient moulés. Les enfants du premier âge doivent avoir le ventre relâché et se salir plusieurs fois dans le jour, tandis qu'une selle ou deux suffisent aux adultes. Cependant il y a bien des personnes en santé qui restent plusieurs jours sans aller à la garde-robe, mais une semblable constipation devient tôt ou tard dangereuse.

La chaleur du lit, la position horizontale, la vie sédentaire, les habillements trop chauds, les aliments échauffants et astringents en sont le plus souvent la cause. Il est toujours dangereux d'employer pour la faire cesser des purgatifs et des lavements. Les meilleurs moyens sont de sortir le matin de bonne heure, de s'exercer en plein air, d'éviter le grand nombre de matelas, surtout la plume; de se vêtir légèrement, de ne se nourrir que de substances faciles à digérer, tirées en grande partie du règne végétal. Mais si la mollesse du ventre dépend de la faiblesse des premières voies, on fera alors usage d'aliments toniques, restaurants, de bon vin vieux, de viandes rôties, même du café, etc. Un exercice modéré, des frictions, la laine sur la peau conviennent également.

L'urine est un fluide excrémentitiel, sécrété dans les reins, d'où il passe dans la vessie par le moyen de deux canaux qu'on appelle uretères, et la vessie qui en est le réservoir l'expulse par le moyen du canal de l'urètre.

On distingue deux sorte d'urines : la première est celle *de la boisson,* qu'on nomme *urine crue,* et la seconde est celle de la *coction.* La première est rendue peu de temps après le repas; elle est claire et presque sans odeur; la seconde n'est rendue que lorsque la digestion est achevée, quatre à cinq heures après le repas; sa couleur est d'un jaune citron; elle a une odeur forte et une saveur salée. L'excrétion de l'urine est absolument nécessaire au maintien de la santé; c'est une espèce de lessive animale. Son séjour trop longtemps prolongé dans la vessie produit les maladies les plus graves; il est donc urgent de ne point la retenir et de la rendre dès que le besoin s'en fait sentir. Tout ce qui peut en retarder l'excrétion ou la supprimer est extrêmement dangereux. Pour favoriser son écoulement il faut faire de l'exercice, éviter les lits mous et chauds, et ne pas y rester trop longtemps.

Les urines rendues en trop grande quantité disposent aux maladies; quelquefois même elles en sont l'effet, comme dans la maladie qu'on nomme diabétès.

L'humeur perspirable est un fluide qui s'exhale de toute la surface du corps et que les forces vitales portent continuellement à la peau; il est dans l'état de gaz en plus ou moins grande quantité, selon les différents tempéraments. Cette exhalation se fait en tout temps et est plus ou moins chargée de sucs nourriciers. Elle diffère de la transpiration. Celle-ci, au contraire, est une matière cuite, excrémentitielle, qui résulte de la coction parfaite des aliments, et qui n'a lieu que dans certain temps,

par le moyen de la transpiration la nature se débarrasse des sucs excrémentitiels qui nuiraient
à la vie ; elle rend le corps plus léger et augmente les forces ; elle est plus abondante six ou
sept heures après le repas ; elle a lieu surtout
pendant la nuit et s'évacue rapidement le matin. La sueur diffère aussi de l'humeur perspirable, quoique ces deux excrétions se fassent par
les mêmes voies. Elle est toujours produite par
un état violent, elle entraîne beaucoup de molécules nutritives, affaiblit le corps et le rend
pesant. La peau est un vrai crible : c'est à la fois
un organe exhalant et absorbant en même
temps ; sur sa surface se trouvent placées des
milliers de pompes aspirantes qui absorbent
toutes les vapeurs qui entourent le corps, les
saines et les insalubres. Il importe donc de s'é-
loigner des lieux infects et surtout de ne pas
cohabiter avec des personnes maladives ; les
miasmes qui s'exhalent de leurs corps sont pour
beaucoup dans le délabrement de la santé de
ceux qui les reçoivent. Lorsque la transpiration
a lieu, la peau se tuméfie et rougit : c'est là la
preuve qu'elle entre en action. Il y a un rapport
constant entre elle et les urines, de manière que
lorsqu'elle est copieuse il y a diminution dans
l'écoulement des urines, et lorsque la transpi-

ration diminue les urines deviennent plus abondantes. Les affections de l'âme ont une grande influence sur la transpiration ; celle-ci est plus ou moins abondante selon que ces affections sont agréables ou désagréables. Les exercices, l'électricité, la chaleur de l'atmosphère l'augmentent ; l'air froid, l'eau froide, les glaces l'augmentent également, mais chez les personnes fortes seulement.

La température du pays qu'on habite contribue beaucoup à la transpiration. *Sanctorius* a constaté, d'après des expériences réitérées, qu'on transpirait en Italie les cinq huitièmes des aliments qu'on prenait, et *Keil* a observé en Angleterre qu'on ne perdait par la transpiration que les trois huitièmes. *Dodart* a trouvé qu'en France la transpiration variait beaucoup, selon les localités. Les grandes sueurs épuisent le corps, et la transpiration supprimée occasionne des maladies graves : pour la rétablir, on emploie les bains tièdes, les frictions, les couvertures chaudes et sèches, et les boissons diaphorétiques.— L'exercice du matin favorise beaucoup la transpiration.

La liqueur séminale ne commence a être sécrétée dans les testicules qu'à l'âge de puberté : son évacuation trop fréquente est nuisible, parce qu'une partie est réabsorbée et rentre dans la masse commune, et ensuite par rapport à l'inégalité qui en résulte pour les forces organiques. L'abus des plaisirs vénériens produit la lassitude, la faiblesse, flétrit la beauté, affaiblit tous les sens, détermine des convulsions, la perte de la mémoire, la folie, la phthisie, la consomption dorsale et la mort.

Les plaisirs solitaires sont bien plus préjudiciables encore; ils détruisent plus promptement les tempéraments les plus robustes, et se terminent presque toujours par une mort qui a lieu dans les convulsions du désespoir. La nature veut qu'il n'y ait de jouissances réelles que celles qui sont partagées ; et un être sensible et vertueux ne doit jamais consentir à être heureux seul.

Il est rare que la continence soit nuisible à la santé ; cependant elle est quelquefois préjudiciable aux tempéraments ardents ; elle peut alors déterminer des maladies plus ou moins graves, qui ont fini, dans plusieurs circonstances, par occasionner la mort. En pareil cas, les plus vives passions sont allumées par l'âcreté qu'acquiert la semence par son séjour trop prolongé dans les vésicules séminales. Elle donne encore lieu à des pollutions nocturnes qui, fréquemment

répétées, jettent dans le marasme et la consomption, le satyriase, la mélancolie érotique; et
chez la femme, les vapeurs et la fureur utérine
en sont également la suite. Le coït modéré favorise la transpiration, rend le corps plus léger
et plus agile, augmente l'appétit et facilite les
idées. Il est utile à la santé lorsqu'il n'est suivi
ni de langueur, ni de douleur, mais il devient
nuisible à un âge trop jeune ou trop avancé;
les mariages précoces sont la source d'une infinité de maux qui affligent les jeunes femmes.
Les vieillards doivent également renoncer au
coït, ou tout au moins en être très-sobres; il en
est de même des personnes qui ont la poitrine
délicate. L'été et l'automne sont les époques de
l'année les moins propres au coït; l'hiver et
surtout le printemps sont les saisons qui y sont
le plus favorables.

L'évacuation périodique de la matrice qui a
lieu une fois chaque mois, et qui dure plusieurs
jours, est une sécrétion sanguine de cet organe.
Elle s'établit de douze à quatorze ans, et cesse
de quarante-cinq à cinquante. Lorsque, par une
cause maladive, cette évacuation ne peut s'établir, la jeune fille est affectée de *chlorose* ou *pâles couleurs.* L'exercice en plein air, la distraction et les amusements sont les meilleurs

moyens pour combattre cette maladie. On y joint une nourriture saine, tonique, du bon vin, et des aliments nourrissants. Les médicaments qu'on a l'habitude d'employer dans ces circonstances déconcertent le plus souvent les vues de la nature et aggravent l'état des malades. Une fois les règles établies, on doit éviter les causes qui pourraient les supprimer. Pendant le temps de la menstruation, on doit se garantir du froid et des grandes passions; une nourriture saine, la gaîté, la tranquillité de l'esprit, l'exercice modéré facilitent leur écoulement. Les règles reviennent ordinairement une fois par mois, excepté dans le cas de grossesse et d'allaitement. L'époque où elles cessent naturellement est critique pour la plupart des femmes; il en résulte des accidents plus ou moins graves. La tempérance et l'exercice sont les moyens qui conviennent le mieux pour les prévenir et les éviter.

CHAPITRE XXV.

DES PASSIONS.

Les passions sont les affections vives de l'âme, qui se manifestent en nous par des mouvements tumultueux. L'amour et la haine sont les éléments générateurs de toutes les passions, ils sont eux-mêmes les enfants du plaisir et de la douleur. Le plaisir est un sentiment qui naît de tout ce qui agit doucement et agréablement sur nos sens ; et la douleur au contraire est un sentiment pénible dont les causes ébranlent violemment nos sens, soit qu'elles proviennent du corps, de l'esprit ou du cœur. Le plaisir et la douleur appartiennent au sentiment, et ne sont que les effets des sensations. On désire conserver le plaisir et éloigner la douleur. Mais ces deux sentiments, quoique opposés, ne diffèrent entre eux que par le degré d'intensité ; et plus le plaisir est grand, plus il est voisin de la douleur.

Le sentiment agréable qui nous vient du plaisir nous en fait désirer la continuité, et le sentiment pénible produit par la douleur nous porte à en désirer l'éloignement et la cessation. Cependant la douleur est utile en ce qu'elle signale le danger qui menace notre existence. Ainsi le plaisir et la douleur sont les effets du principe conservateur qui tend sans cesse à conserver et à prolonger notre existence.

Le plaisir n'est que momentané, mais sa durée établit le bonheur. Le premier sentiment de plaisir est la gaîté. Une sensation plus vive amène la joie ; et la volupté est cette même sensation portée à son *maximum*. L'intervalle qui sépare la volupté de la douleur est presque insensible.

La crainte naît de l'appréhension qu'on a d'être privé d'un plaisir qu'on a ressenti vivement ; elle s'accompagne ordinairement de l'espérance, dont l'origine émane de la même source ; mais, lorsque l'espérance manque à la crainte, celle-ci dégénère en tristesse ; et dans cet état, si l'homme ne voit dans l'avenir que des malheurs sans aucun terme, alors sa tristesse se change en désespoir, et son existence lui devient odieuse.

La curiosité est le désir de connaître les objets qui peuvent ajouter à notre propre félicité ; la curiosité une fois satisfaite par un nouveau plaisir, l'homme éprouve pour celui-ci un sentiment d'approbation mêlé d'étonnement. C'est ce sentiment qui constitue l'admiration, qui dans le grand homme se convertit en enthousiasme par l'exaltation de l'âme. Donc l'enthousiasme n'est que l'admiration outrée. Ces deux passions sont remplacées chez les âmes faibles par l'envie, qui est le plus grand fléau dans l'ordre social.

Lorsque l'âme jouit, il y a expansion des

fibres et dilatation de l'épigastre : les forces et les humeurs se portent à la circonférence du corps ; lorsqu'elle souffre, il y a refoulement des forces et des liquides vers l'intérieur, et l'épigastre se resserre. La transpiration augmente dans le plaisir, elle diminue dans la haine et la tristesse ; l'expansion des forces vers la peau dispose à la gaîté, à la joie, aux voluptés ; tandis que leur concentration vers l'épigastre produit la haine et la tristesse.

Les passions modérées sont nécessaires à la vie : un homme sans passion serait un automate, et l'homme ne peut vivre seul. Les affections de l'âme empêchent la concentration des forces vers l'épigastre et favorisent leur libre circulation. Mais si les passions sont portées à l'excès, lors même qu'elles seraient agréables, elles peuvent compromettre la vie. Ainsi la joie extrême, en produisant tout à coup un spasme violent qui intercepte toute irradiation vitale, frappe subitement de mort l'individu qui l'éprouve. C'est ordinairement chez les vieillards que les passions produisent les morts subites : la jeunesse n'en est qu'ébranlée, et il n'y a que les passions modérées qui soient exemptes de dangers. Mais les passions pénibles, longtemps soutenues, donnent toujours lieu à des maux très-graves. Il se forme alors des embarras dans les viscères, et principalement dans le système de la veine-porte, qui devient un foyer d'irritation.

Le passage subit d'une affection à une autre qui lui est opposée détermine une forte concentration des forces dans l'épigastre, d'où suit un spasme mortel. Pour guérir une personne d'une passion, au lieu de la contrarier, il faut au contraire paraître partager sa passion; ce n'est que de cette manière qu'en l'affaiblissant peu à peu on parviendra à l'éteindre.

Les affections douces, telles que l'*espérance,* l'*amitié,* la *gaîté,* la *joie modérée,* accélèrent la circulation et portent les forces vers la circonférence; le pouls est plein et mou; le visage se colore, il devient vermeil, les yeux acquièrent de la vivacité; tous les traits s'épanouissent et annoncent la satisfaction de l'âme; mais si les affections sont violentes, comme la joie excessive, elles précipitent alors la circulation, qui n'a lieu que par secousse; le pouls est saccadé, et souvent ces affections ne s'expriment que par des sanglots. Elles font éprouver à l'épigastre un grand resserrement; le visage pâlit, les mains tremblent, les jambes chancellent, il survient des défaillances et quelquefois la mort.

La tristesse, le chagrin, la mélancolie morale font éprouver à l'épigastre un resserrement douloureux, qu'on nomme *serrement du cœur*. Cette concentration des forces gêne l'action des poumons et fait pousser des soupirs. Le pouls est serré, petit, inégal, tantôt lent, tantôt fréquent ; les sécrétions et les excrétions sont diminuées, les traits de la face décomposés ; la suite de cet état est l'hypocondrie et la fièvre nerveuse ; mais si le chagrin est violent, il produit la mort en très-peu de temps.

Le haine et la soif de la vengeance produisent la colère, qui est une passion très-forte ; et l'inimitié est la colère affaiblie, avec un désir prolongé de la vengeance. La colère trouble l'esprit, déforme horriblement les traits du visage, en y poussant le sang avec force ; elle le rougit et l'enflamme, elle précipite la circulation. Lorsque le spasme est général, le visage pâlit, la bouche écume, et les yeux sont étincelants ; le pouls est inégal, tantôt grand, fort et fréquent, et tantôt petit et serré ; les membres tremblent, la respiration est interrompue. Souvent la colère porte sur le système hépatique et produit la jaunisse ; d'autrefois elle donne lieu à l'apoplexie et à des hémorragies mortelles : les convulsions, l'épilepsie en sont quelquefois la suite.

Il n'y a qu'une bonne éducation et une saine morale qui puissent nous garantir de cette passion.

La peur et la crainte produisent un resserrement subit dans l'épigastre ; tous les liquides et les forces sont refoulés dans l'intérieur, le cœur palpite, la respiration est gênée, le visage pâlit, le corps tremble, chancelle ; toutes les évacuations sont supprimées, excepté celle du ventre, car la peur et la crainte donnent presque toujours la diarrhée ; le système veineux est affecté de spasme, et le sang ne sort pas de la veine qu'on incise ; il s'en est suivi la paralysie, la démence, etc., et la mort subite.

La terreur diffère de la crainte en ce que, au lieu de diminuer les forces vitales, elle les augmente et détermine les mouvements les plus forts et les plus violents. Par l'effet de la terreur la parole a été donnée à des muets, l'usage de leurs membres à des paralytiques ; elle a guéri des épileptiques, des hydrophobes, etc. Un goutteux fut guéri instantanément en voyant un cochon entrer dans sa chambre et dévorer un cataplasme de navet qui enveloppait sa jambe ;

sa terreur fut si grande qu'il se mit à courir, et la goutte disparut pour toujours.

L'amour est un sentiment du cœur qui se porte vers une personne de sexe différent ; il est propre à la jeunesse, et ne se manifeste que lorsque les organes ont acquis tout leur accroissement, excepté dans des cas prématurés. Cette passion est le principe du monde physique, et, lorsqu'elle est tempérée, elle est la source du bonheur. L'amour heureux entretient la santé, multiplie l'existence et embellit la vie ; il guérit même des maladies contre lesquelles la médecine est impuissante. Mais de l'amour malheureux naissent la mélancolie, l'hystéricie, la catalepsie, la consomption, la nymphomanie, etc.

Le désir, l'espérance, le plaisir, les chagrins, la jalousie et le désespoir sont des passions différentes que l'amour traîne après lui. L'amour modéré est utile et nécessaire à la jeunesse ; il procure des ébranlements vifs qui favorisent la circulation des forces toniques, dont la nature est d'entretenir l'harmonie des fonctions. Il augmente l'énergie vitale, en produisant l'expansion des forces, et rend le pouls fort, fréquent et développé. Lorsqu'il est près de la jouissance, il augmente les forces et la chaleur ;

il colore et enflamme le visage; les yeux bril-
lent, le cœur palpite et les membres tremblent;
le corps tombe dans une espèce d'affaissement,
sitôt que la passion est satisfaite; mais peu à
peu les mouvements et les actions ne tardent
pas à rentrer dans leur état naturel. L'amour
violent donne naissance à tous les phénomènes
que produisent les fortes contentions d'esprit
jointes à la crainte; il a quelquefois causé la
mort.

L'amitié est un sentiment plus doux que l'a-
mour, et qui en diffère entièrement. L'amour
est toujours guidé par l'appétit matériel des
sens, tandis que l'amitié est l'union qui existe
entre deux peronnes sensibles et vertueuses.
Combien a-t-on vu de personnes sacrifier toute
leur existence, même leur vie, à un ami malheureux ou prêt à perdre la vie!

De même que l'amour est le principe du
monde physique, l'ambition est le principe du
monde moral, avec cette différence cependant
que le premier repose sur des faits, tandis que
l'ambition ne repose que sur des préjugés qui
ne sont pas toujours sanctionnés par la vertu.
Le premier s'éteint ou languit par la jouissance,
et l'ambition en est alimentée; les désirs produits par l'ambition s'irritent par la possession.

C'est ce qui fait qu'ils ne sont jamais satisfaits ni goûtés, et que l'ambitieux ne jouit jamais. Son âme, toujours fixée sur les événements, flotte sans cesse entre la crainte et l'espérance ; mais si le succès manque à l'attente de l'ambition excessive, les chagrins et l'envie minent l'ambitieux, le jettent dans le désespoir, et brisent pour toujours sa triste existence. De toutes les passions qui accompagnent l'ambition, l'envie est la plus funeste. On l'a vue occasionner la mort à l'instant même où l'ambitieux se rencontrait auprès d'un rival heureux. L'amour effréné des richesses et la passion du jeu ressortent encore de l'ambition. L'amour effréné des richesses blesse l'ordre social, et devient crime, lorsque, porté à l'excès, il dépouille le faible, le malheureux, la veuve et l'orphelin, pour s'enrichir.

La passion du jeu provient du désœuvrement et de la soif des richesses ; elle nuit à la santé du joueur, et est préjudiciable à la société. Le joueur est exposé aux maux qui dépendent de la vie sédentaire, de la contention d'esprit, et des malheurs qui en sont inséparables. Souvent elle corrompt le cœur, et le joueur finit par devenir fripon, après avoir commencé par être dupe. Cette passion est préjudiciable à la société en ce qu'elle la prive de la portion de travail que chaque individu lui doit. Mais l'ambition contenue dans de justes bornes et dirigée vers un but utile est avantageuse à la société; elle stimule les efforts des artistes, des savants et des grands hommes. Ce sont ces hommes qui, animés par l'espérance de la gloire, illustrent leur patrie. L'ambition la plus louable est celle de se survivre en faisant du bien à ses semblables.

Une éducation sage est le seul moyen propre à prévenir l'abus des passions; on doit s'habituer de bonne heure à les contenir. Pour prévenir les désordres physiques et moraux qui proviennent des excès subits de joie et de tristesse, on doit s'accoutumer à voir avec indifférence les événements de la vie; de cette manière, on sera moins sensible à ceux qui sont inattendus.

Pour éviter les maux causés par la volupté, on s'interdira l'usage des aliments succulents et échauffants, celui du vin, des liqueurs et autres substances excitantes; on restera peu de temps au lit, et on aura soin de le quitter dès qu'on ne dormira plus; on évitera les livres et les peintures obscènes, et on se livrera à un travail assidu et fatigant.

Il est plus difficile d'éviter les passions tristes

et haineuses; dans ces cas-là l'épigastre est affecté de spasme, et les digestions se font mal. Pour les amoindrir, il faut adopter un régime doux et délayant, ne manger qu'en très-petite quantité, et renouveler les repas souvent, faire le plus d'exercice possible, et se livrer à des travaux rudes, se rapprocher des sociétés agréables, ne s'occuper que de lectures amusantes, et avoir recours aux voyages de longue haleine, qui sont les moyens les plus efficaces pour distraire l'esprit préoccupé.

Dans le principe, le jeu n'a été inventé que pour amuser les convalescents et distraire les personnes maladives; ce n'est que pour procurer du délassement à l'esprit qu'il fut d'abord adopté; mais, avec le temps, l'homme en a abusé, et de l'abus naquit la passion; de toutes les passions, c'est celle dont l'homme a le plus de peine à s'affranchir. Le seul moyen à employer pour prévenir ses funestes effets est la fuite.

La peur et la crainte sont des passions innées en nous, dont il ne nous appartient pas de détruire le germe. L'éducation de l'enfance contribue beaucoup à les faire naître; les contes de revenants, de fantômes, de sorciers, dont les impressions subsistent toute la vie, ôtent à l'âme son énergie, et exposent à beaucoup de maux. Les parents ne doivent jamais effrayer les enfants, et doivent les éloigner des vieilles femmes et des domestiques. Pour combattre ces passions, le meilleur moyen c'est de secouer le joug des préjugés, de réfléchir sur les objets de nos craintes, de s'en assurer et de les juger nous-mêmes; car, le plus souvent, on prend pour une réalité ce qui n'est qu'un fantôme.

Tout individu réfléchi et raisonnable conserve la possession des biens réels, et ne les sacrifie pas à des chimères. Les espérances flatteuses et presque toujours vaines, dont la passion de l'ambition nous berce, ne valent pas les peines et les dangers auxquels elles nous exposent, lors même qu'elles se réalisent; l'ambition des richesses et des honneurs exige beaucoup trop de soins et d'inquiétudes pour s'y livrer avec excès. Les avantages qui peuvent en résulter ne sauraient entrer en compensation avec la bassesse et l'infamie dont se couvre le plus souvent l'ambitieux; l'homme puissant et sage doit faire consister sa félicité dans la bienfaisance et à répandre le bonheur. Il doit bien se persuader que tout excès dans les passions est un vice, et que l'excès dans les plaisirs est une maladie.

Pour rendre l'homme heureux, on doit lui faire contracter dès l'enfance trois genres d'habitudes : 1° celles qui tendent à conserver le ressort des sens ; 2° celles qui peuvent étendre les progrès de la raison ; 3° celles de se plier de bonne heure à l'amour de l'ordre. La base de toute l'éducation sociale repose sur ces heureuses habitudes ; on doit y plier de bonne heure les sens l'entendement et la volonté.

CHAPITRE XXVI.

RÉGIME A SUIVRE PAR LES GENS DE LETTRES.

Les études modérées et les exercices de l'esprit sont utiles à la santé ; elles entretiennent la libre circulation des forces. Le plaisir qui accompagne l'exercice de la pensée se répand sur tous les organes, et contribue à maintenir l'harmonie dans les fonctions, d'où résulte la santé. Mais les travaux excessifs de l'esprit détruisent bientôt la constitution la plus forte, d'abord par la vie sédentaire à laquelle ils contraignent celui qui s'y livre, ensuite par rapport à l'application trop forte du cerveau, d'où résultent des affections nerveuses, le plus souvent incurables. Il n'est pas rare de voir l'apoplexie, la paralysie, surtout l'imbécillité et la cécité être le triste partage des hommes de lettres. Il est donc démontré qu'il faut du relâche à l'esprit comme du repos au corps, attendu que le cerveau n'est point fait pour les contensions continuelles.

Les affections nerveuses sont si communes, de nos jours, chez les jeunes personnes de tout sexe, qui appartiennent même encore à l'enfance, qu'il est certain que ces affections maladives ne sont chez elles que le résultat des études immodérées auxquelles les forcent de se livrer des parents enthousiastes et des instituteurs insensés.

Il est à remarquer que, si les maladies qui proviennent des grandes passions ont leur siége primitif dans les entrailles, celles qui proviennent des travaux excessifs de l'esprit ont le leur dans le cerveau. Les travaux immodérés de l'esprit altèrent les forces digestives; ils excitent trop vivement le cerveau, qui réagit sur le diaphragme, l'estomac et les boyaux; aussi est-il très-dangereux de se livrer immodérément à l'étude. Il est absolument nécessaire aux gens de lettres qui veulent conserver leur santé de soulager leur esprit par des récréations amusantes, capables de leur faire oublier leurs travaux de cabinet. Ils doivent faire au grand air autant d'exercice que leurs forces le leur permettront, fréquenter les spectacles, la musique, et rechercher la société des personnes gaies, au lieu de s'en éloigner comme font la plupart d'entre eux. Les promenades à pied, à cheval, même la culture de la terre, leur sont de la plus grande utilité, les voyages, et surtout les promenades sur l'eau, attendu que la faiblesse qui provient du travail de l'esprit n'est que le résultat de la concentration des forces vers l'épigastre, que l'exercice dissipe en les éparpillant dans tout le corps. Les gens de lettres doivent user de toute espèce d'aliments sains, mais d'une manière modérée, en évitant ceux de difficile digestion, et surtout ceux qui sont gras, visqueux, les fritures, la pâtisserie, les légumes venteux, les viandes dures, le poisson salé et fumé, etc. Ils doivent user du bon vin, pris en petite quantité; ils peuvent même prendre du café, de temps à autre, sans cependant le faire habituellement. Ils éviteront avec soin de se livre à l'étude immédiatement après le repas, et ils mettront une heure et même deux heures d'intervalle avant de se mettre à l'ouvrage. L'é-

tude, après avoir mangé, est pénible et infruc-
tueuse, et trouble la digestion.

On ne doit se livrer au travail que lorsqu'il
est aisé, et l'éviter lorsque les idées ne sont
point nettes, et que la conception n'est pas facile. Le travail du matin est le plus profitable,
et celui de la nuit le plus dangereux ; il est la
cause de la mort prématurée de bien des gens
de lettres : c'est le travail de nuit qui tue.

Si quelque chose peut remédier à la vie sédentaire, à la concentration des forces vers l'é-
pigastre, aux mauvaises digestions, etc., c'est le
repos de la nuit ; malheur à l'homme de lettres
qui, au lieu du jour, travaille la nuit ! On doit
dormir de sept à huit heures par jour, ayant
soin de se mettre au lit de bonne heure et de se
lever matin. Une heure ou deux au moins avant
de se coucher, on doit éviter avec soin toute espèce de contention d'esprit. Le cabinet d'étude
doit être choisi dans un endroit élevé et bien
aéré ; il faut qu'il soit vaste, bien éclairé, et situé
à la campagne plutôt qu'à la ville.

CHAPITRE XXVII.

DES MALADIES DES YEUX PROPRES AUX DIFFÉRENTS AGES ET AUX DIVERSES PROFESSIONS.

De l'ophthalmie en général.

Les enfants sont bien plus sujets aux maladies des yeux que les adultes, les vieillards et les femmes, parce que, dans le premier âge, les forces organiques se dirigent vers la tête. Cette tendance des humeurs vers la tête est salutaire à l'enfance, en ce qu'elle prévient une infinité de maux auxquels cet âge est exposé. La nature se sert de la tête des enfants comme d'un émonctoire pour y porter la surabondance des humeurs qui deviendraient nuisibles à la santé de l'enfant. Tels sont les écoulements par les yeux, par le nez, par les oreilles, ainsi que les diverses maladies éruptives de la tête, connues sous les noms de rache, de teigne, et celles de la face et du cou, connues sous le nom de croûte de lait, etc.

On a remarqué que les enfants qui n'étaient pas sujets à ces indispositions étaient bien plus souvent affectés de convulsions et de maladies cérébrales que les autres. Aussi est-il toujours dangereux de faire passer ces maladies éruptives. Celle qui affecte le plus souvent les yeux des enfants est l'ophthalmie. Les causes les plus fréquentes sont : les vapeurs malsaines qui séjournent dans les chambres des enfants et celles qui sont rapprochées de leur lit ; celles qui s'exhalent des urines et des excréments agissent le plus violemment. On voit souvent des nourrices et des gardes d'enfants laisser séjourner dans un coin de la chambre les linges salis par les enfants, et même les faire sécher au feu du foyer de la même chambre ; ce qui est un grand inconvénient. Cette inflammation est encore produite par l'exposition des enfants en face d'un grand feu et d'une grande lumière ; d'autres fois, par un froid vif, par l'air non renouvelé de leurs chambres, qui, le plus souvent, sont peu spacieuses, trop basses, et quelquefois situées dans l'endroit de la maison le plus malpropre.

De l'ophthalmie des enfants.

L'ophthalmie affecte les yeux des enfants, assez souvent peu de jours après leur naissance, surtout en hiver ; mais si l'enfant est tenu chaudement et que sa tête soit bien enveloppée avec de la flanelle, l'inflammation est de peu de durée, et disparaît ordinairement par le lait de la nourrice qu'on fait jaillir dans les yeux de l'enfant ; on fait succéder au lait des lotions qu'on renouvelle plusieurs fois dans le jour, composées de deux onces d'eau de rose à laquelle on ajoute deux ou trois gouttes d'extrait de saturne. On aura soin de renouveler plusieurs fois dans le jour l'air de la chambre, et d'écarter de l'enfant toutes les causes de malpropreté et autres, qui auraient pu donner lieu à cette maladie.

Mais si cette inflammation est le résultat d'un froid violent auquel a été exposée la tête nue de l'enfant, ou de l'eau froide épanchée sur le cuir chevelu, peu de temps après la naissance et au moment où toutes les fontanelles sont ouvertes, alors la maladie ne s'arrête pas aux paupières ni à l'extérieur du globe de l'œil ; mais elle envahit tout le globe, et affecte la cornée transparente et les autres membranes de l'œil, et devient tellement grave qu'elle est suivie quelquefois de cécité. On nomme *aveugles de naissance* ceux qui en sont affectés. Malgré sa gravité, ce genre d'ophthalmie est purement local et ne dépend d'aucun virus. Après avoir employé, pendant les premiers jours, les émollients, parmi lesquels le lait de la nourrice est à préférer aux autres, l'infusion de fleurs de coquelicot, de bouillon blanc, on emploiera des lotions réitérées faites avec de l'eau de fontaine qu'on fera dégourdir d'abord, et qu'on emploiera ensuite à la température de l'appartement; la décoction de plantin, celle de mélilot; on emploiera après en lotions une dissolution de douze grains de sulfate de zinc dans trois onces d'eau distillée.

Si, avant la manifestation de cette maladie, l'enfant avait le derrière des oreilles humides, et que l'affection des yeux ne se soit déclarée qu'après la suppression de cet écoulement ou sa diminution, pour la rappeler on appliquerait derrière les oreilles un peu de pommade vésicatoire. Si la maladie dure depuis quelque temps, on étend légèrement, le soir, sur le bord des paupières, en en mettant gros comme une lentille sur chacune, la pommade suivante : prenez cérat de Galien, un gros ; oxyde de mercure rouge par l'acide nitrique, cinq grains (précipité rouge); mêlez bien.

Chez plusieurs enfants les fontanelles restent longtemps ouvertes et ne s'ossifient que tard ; on a des exemples où la fontanelle antérieure n'était pas entièrement ossifiée à l'âge de sept ans. C'est la raison pourquoi la tête des enfants doit toujours être tenue chaudement, sans cependant la surcharger de vêtements. Il faut, à cet effet, avoir égard aux localités où l'on se trouve, à l'époque de la saison de l'année où l'on est, et aux appartements qu'on habite. Une autre raison, aussi forte que la première, doit également engager les parents à couvrir la tête de leurs enfants, principalement pendant la nuit et à l'époque de leur sommeil : c'est la transpiration du cuir chevelu, plus abondante dans l'enfance qu'aux autres époques de la vie, par le moyen de laquelle la nature se débarrasse d'une surabondance d'humeurs qui deviendrait nuisible à la santé de l'enfant.

De l'ophthalmie des vieillards.

Si l'inflammation des yeux affecte l'homme dès sa naissance, elle ne l'atteint pas moins aux autres époques de la vie, dans l'âge mûr tout comme dans la vieillesse. Les vieillards y sont plus sujets que les adultes, principalement ceux qui se livrent à la boisson. Ce genre d'inflammation est l'ophthalmie des paupières, dite *ophthalmie externe*. Chez les ivrognes cette maladie provient des sympathies qui existent entre les yeux et les voies digestives ; d'où il résulte que l'irritation qui affecte celles-ci détermine simultanément une irritation sur les yeux. Le premier de tous les moyens à opposer à cette maladie, c'est d'abord la suppression du vin; ensuite, après, l'usage d'une diète légère, qu'on accompagnera de lotions oculaires renouvelées plusieurs fois dans le jour, faites avec trois onces d'eau distillée, dans laquelle on fera dissoudre un demi-gros d'alun, ce qui suffira pour faire disparaître cette maladie.

De l'ophthalmie des adultes.

L'ophthalmie affecte également les adultes; les causes qui la produisent le plus ordinairement à cet âge sont : le contact des corps extérieurs dont l'action irrite et enflamme l'œil; en outre, elle est encore déterminée par toutes les causes qui portent le sang à la tête en trop grande abondance, telles que les boissons spiritueuses, les aliments de haut goût, le défaut d'exercice, les grandes contensions d'esprit, la position habituellement assise, les vices des humeurs. Les causes extéricures les plus ordinaires sont : d'abord les vêtements compressifs, et surtout les cols trop serrés, qui mettent en stagnation le sang et les humeurs de la tête; la poussière soulevée par les vents, les brouillards fréquents et malsains qui couvrent l'atmosphère, les exhalaisons méphitiques qui proviennent des substances animales en putréfaction, un coup d'air froid porté sur le globe de l'œil, etc. Mais nous mettrons au nombre des causes qui déterminent le plus souvent cette maladie l'embarras d'estomac, la suppression d'une hémorragie habituelle, le relàchement et l'engorgement des vaisseaux sanguins, ce qui détermine l'ophthalmie variqueuse ; une contusion sur le globe de l'œil, un corps étranger introduit sous les paupières, un cil renversé en dedans du globe de l'œil.

Si l'ophthalmie est produite par un coup d'air froid, elle guérit ordinairement, en quelques jours, par l'emploi des sudorifiques pris intérieurement, tels qu'une légère infusion de fleurs de sureau, en gardant la diète et en lavant l'œil dans un verre d'eau où l'on aura mis 5 à 6 gouttes d'extrait de saturne (acétate de plomb).

Si la bouche est mauvaise, et que l'individu qui est atteint de mal d'yeux n'ait pas d'appétit, quelques jours de diète, plusieurs lavements, composés avec une poignée d'herbe de mauve et de pariétaire, et un ou deux purgatifs avec deux onces de sel d'epsom (sulfate de magnésie), suffiront pour faire disparaître la maladie.

Si l'ophthalmie se manifeste peu de temps

après la suppression d'un saignement de nez habituel, des hémorrhoïdes fluentes ou des menstrues, l'application d'une vingtaine de sangsues au fondement, l'eau de groseille en boisson et la diète suffiront pour la combattre.

Les sujets faibles, cachochymes, blonds, dont les sourcils sont peu fournis et les cils rares, sont sujets à l'ophthalmie variqueuse. On résoudra l'engorgement des vaisseaux sanguins par l'usage d'un collyre astringent. A cet effet on lavera l'œil plusieurs fois le jour avec une dissolution de douze grains de vitriol bleu (sulfate de cuivre) dans deux onces d'eau de fontaine.

Si le mal d'yeux provient d'un corps étranger introduit sous les paupières, on l'enlèvera en relevant la paupière supérieure et en portant dessous, entre elle et le globe de l'œil, un anneau uni, d'or ou d'argent, à demi usé, après l'avoir attaché à un fil, en le dirigeant de l'angle externe de l'œil à l'angle interne.

Un cil renversé en dedans vers le globe de l'œil, en l'irritant sans cesse, produit l'ophthalmie simple; avec une très-petite pince et un peu d'attention on arrachera le cil, et, après l'avoir arraché, on aura soin de laver la partie avec du lait tiède, et la maladie disparaîtra promptement.

Les meuniers, les boulangers, ainsi que les plâtriers, sont extrêmement sujets à l'inflammation des paupières. Cette maladie provient, chez les uns, de l'impression de la farine qui se trouve répandue dans l'air et qui se dépose sur le globe de l'œil, et chez les autres de la poussière provenant du plâtre. Des lotions avec l'eau fraîche, souvent renouvelées, atténueront les effets insalubres de ces corpuscules qui s'attachent à l'œil, en prévenant l'inflammation, et un linge dont on se couvrira la tête empêchera l'action de ces corps sur les yeux.

Les ouvriers qui curent les égouts, les puits, les cloaques, principalement ceux qui nettoient les latrines, sont sujets à des maux d'yeux qui leur sont propres; ils doivent observer une grande propreté sur eux, laver souvent leurs mains, leur figure, même tout le corps, et principalement leurs yeux; ils doivent également ment changer d'habits et de linge aussitôt qu'ils rentrent chez eux. Ils emploieront le bon vinaigre à la dose d'un tiers ou d'un quart, mêlé avec deux tiers ou trois quarts d'eau fraîche, dont ils laveront leurs yeux cinq à six fois dans le jour.

De l'ophthalmie des vidangeurs.

Il est une autre affection qui dépend de la même cause et qui est familière aux vidangeurs: c'est la *mitte ;* c'est une inflammation particulière des yeux, qui est souvent suivie de cécité. On en distingue de trois sortes : la *mitte coulante* ou *humide,* la *mitte grasse,* et la *mitte grasse tardive.* La première espèce est caractérisée par la tumeur, la rougeur des yeux et un écoulement aqueux qui guérit bientôt la maladie. La *mitte grasse* est sèche; il n'y a point d'écoulement aux yeux ; la tumeur, la rougeur et les douleurs sont plus violentes que dans la précédente, et s'aggravent par la chaleur externe et les médicaments échauffants. La *mitte sèche et tardive* débute dans la nuit, vingt-quatre heures après le travail des vidangeurs, par une douleur au front, qu'on appelle *fronton ;* alors les symptômes que nous venons de décrire se présentent sans être accompagnés d'aucun écoulement. Il est nécessaire que le malade s'expose de suite à l'air frais, qu'il emploie des lotions et des fomentations froides, acidulées avec le suc de citron, et, à défaut, avec l'acide tartrique; qu'il use abondamment de boissons froides, préparées de la même manière, ainsi que d'un régime analogue. On hâte la guérison des *mittes sèches* en les faisant devenir humides par le moyen des sternutatoires administrés dès le début de la maladie.

De l'ophthalmie contagieuse.

L'ophthalmie contagieuse, appelée improprement égyptienne, a été décrite depuis longtemps par *Avicenne,* médecin arabe. Quoiqu'elle soit devenue endémique en Égypte, elle est cependant originaire de l'Asie, où elle règne de temps immémorial. Elle se communique non-seulement par l'inoculation, par le contact et l'approche des malades, mais encore par l'air atmosphérique qui, imprégné des exhalaisons contagieuses provenant de cette maladie, les transporte même à une grande distance sur un œil sain. Elle peut être transmise dans tous les pays, s'étendre et se développer sous toutes les latitudes. Elle a pénétré à Malte, en Italie, en Espagne, en Portugal, en France, en Angleterre, en Amérique ; mais il est constant qu'elle s'est localisée en Égypte. Aussi presque tous les étrangers qui abordent cette contrée en sont affectés. C'est ce qui a fait penser à des voyageurs et à des médecins que cette maladie agit alors comme affection *d'acclimatement,* vu

qu'elle fait subir au corps une dépuration générale, et qu'il suffit que sa marche ne soit pas
entravée par un traitement intempestif pour
qu'elle n'affecte plus le même individu, et que
dès lors celui-ci puisse espérer jouir d'une
bonne santé en restant dans ces climats. Ils pensent également que les étrangers peuvent se préserver de ses atteintes, si, dès leur arrivée en
Égypte, pour prévenir cette fluxion oculaire,
ils ont soin de fortifier les vaisseaux de l'œil
par des lotions froides et légèrement astringentes, renouvelées souvent.

Elle débute par l'injection sanguine de la conjonctive oculaire, qui se manifeste par deux petits traits de sang qu'accompagne une sensation
douloureuse, comme si de petits grains de sable
étaient placés entre les paupières et le globe de
l'œil, et tantôt par un picotement et une déman-
geaison légère, dont l'irritation affecte le bord
libre des paupières, qui deviennent rouges et
tuméfiées. Mais, le lendemain du jour où ces
symptômes se sont manifestés, il y a obscurcissement de la vue ; des douleurs intenses affectent
un œil ou les deux yeux en même temps, la tuméfaction des paupières a augmenté et s'est
accrue considérablement, et la fièvre, des vertiges, et le délire viennent aggraver cet état.

Le troisième ou le quatrième jour apparaît un écoulement de matière jaune, qui, plus tard, devient visqueux, verdâtre et très-abondant; il survient ensuite des phlictènes sur le globe de l'œil. Quelquefois, après des douleurs atroces, la cornée éclate dès le second ou le troisième jour de la maladie, sans que la conjonctive présente cette rougeur vive qui est le propre de l'inflammation intense; l'écoulement est très-abondant et se détache par goutte, et le plus souvent la maladie se termine par des taches plus ou moins considérables sur la cornée, par la perte d'un œil, et quelquefois des deux yeux.

Cependant, si l'air est renouvelé souvent, que les malades soient suffisamment espacés, qu'ils ne soient pas environnés de substances animales ou végétales en putréfaction, qu'ils soient bien couverts le jour et la nuit, que les aliments dont ils usent soient sains, la maladie n'arrive pas à ce degré d'intensité; elle prend le caractère séreux, se résout et se termine par une surabondance de larmes, ou par une sueur copieuse, ou une diarrhée spontanée.

Le traitement consiste, dès le début, dans la diète, l'usage des boissons acidulées, la saignée du bras ou du pied, l'application de sangsues au fondement, des mouchetures aux tempes, l'action de vapeurs bouillantes dirigées vers les yeux, faites avec les têtes de pavots et le safran, des lotions souvent renouvelées avec la même décoction, introduites dans l'intervalle des paupières ; et ce n'est que lorsque l'inflammation est apaisée qu'à ces moyens on fait succéder l'application, sur l'œil malade, des compresses imbibées d'un mélange fait avec deux blancs d'œuf battus, une once d'eau de rose, un scrupule d'alun en poudre et autant de camphre. Ce remède a la propriété de résoudre le sang resté en stagnation et de calmer la douleur.

Lorsque l'ophthalmie est humide ou séreuse dès le début, on lavera l'œil avec une légère dissolution de sulfate de zinc, ou avec une faible décoction d'écorce de grenade ou de racine de tormentille, de bistorte, de noix de gale, etc., et on fera prendre au malade, intérieurement, des laxatifs. Selon le tempérament, on donnera le sel d'epsom, le sel de glauber, la manne, l'huile de ricin ou le tamarin, etc.

Des moyens préservatifs.

Ces moyens consistent d'abord à éviter toute espèce de communication avec les personnes et les objets infectés, de frictionner le corps avec l'huile d'olive jusqu'à la sueur, d'éloigner de soi toute affection morale triste, de manger peu et souvent, mais de soutenir les forces intérieures par l'usage des aliments toniques, faciles à digérer, tels que le bon pain bien cuit, la bonne viande rôtie, comme le bœuf, le mouton, la volaille et le bon vin; parce que, dans les pays chauds, les organes tendent sans cesse à la débilité. Si l'atmosphère est brûlante, on se reposera depuis dix heures du matin jusqu'à trois heures du soir. On évitera de faire usage de graisse dans ses aliments, on ne sortira pas à jeun, on fera usage de l'ail et on en assaisonnera son pain; on ne quittera pas ses vêtements étant au soleil, on renouvellera souvent l'air de son habitation, on entretiendra constamment la transpiration par un exercice continuel, des habits et des bains chauds; pendant le jour, on lavera souvent ses yeux et toute la tête avec l'eau fraîche et le suc de citron ou le vinaigre; on évitera l'impression directe d'une lumière trop vive et de la poussière sur les yeux.

Pendant la nuit, on s'éloignera des endroits humides et marécageux; on aura soin d'avoir la tête et tout le corps bien vêtus, et, en se couchant, on couvrira ses yeux d'un bandeau qu'on gardera jusqu'à son lever.

De la cataracte.

La vieillesse est l'époque de la vie où l'opacité et l'obscurcissement du cristallin et de sa membrane se manifestent le plus fréquemment, ce qui donne naissance au développement de la cataracte. Lorsque cette maladie n'est pas le produit des vices des humeurs, tels que les vices vénériens, scrofuleux, dartreux, psoriques, etc., on peut s'en préserver dans bien des cas, et en retarder la manifestation et les progrès dans tous les autres, en évitant et en s'éloignant des causes qui produisent cette maladie.

Ces causes les plus ordinaires sont : l'habitude continuelle de travailler sur des objets très-fins, très-menus et très-petits, dans des lieux obscurs, sombres, peu éclairés, ou à la nuit tombante, après que le soleil est couché ; de faire usage d'une lumière trop vive ; d'exposer constamment ses yeux à un feu ardent ; de se présenter habituellement la tête nue à une forte insolation longtemps soutenue ; de recevoir journellement, à la figure et aux yeux, l'action de vapeurs irritantes ; de s'abandonner à des impressions morales vives et tristes, et d'en être constamment et longtemps tourmenté ; de se livrer à des pleurs intarissables ; et, dans les

pays humides et froids, d'aller nu-tête, et de faciliter par là la suppression de la transpiration
du cuir chevelu, etc.

De l'amaurose.

Quoique la goutte sereine (amaurose) affecte
toutes les époques de la vie, il est constant que
les enfants et les femmes y sont bien moins sujets que les hommes dans l'âge mûr. Dans le
plus grand nombre de cas cette maladie se manifeste toutes les fois que la paralysie atteint les
autres organes du corps, mais alors elle suit,
relativement à la guérison, la même marche
que suivent les autres organes par rapport à
leur curabilité. En général l'amaurose n'affecte
jamais les deux yeux en même temps; mais
toutes les fois qu'elle est le résultat d'une cause
locale et qu'elle se manifeste dans un des deux
yeux, elle devient alors la suite d'une action
trop intense portée sur la rétine, ce qui, en surexcitant cette membrane, en détermine l'engorgement et la tuméfaction : deux causes, en
général, des gouttes sereines qui se forment
progressivement. Or, en évitant et en s'éloignant des causes qui surexcitent la rétine, on se
préservera de cette maladie. Ces causes sont
l'exposition journalière et longtemps soutenue

de la vue à des corps lumineux et brillants ; entre autres, la fixation du soleil, dont un seul instant suffit pour déterminer la cécité ; la fixation de la lune : quoique la lumière en soit moins éclatante, à la longue elle n'en produit pas moins les mêmes résultats et présente le même danger que de fixer le soleil ; la trop grande blancheur, telle que l'éclat de la neige, comme aussi une profonde obscurité, produisent encore les mêmes effets ; tels qu'un travail constant et assidu exercé dans des lieux sombres et obscurs, ce qui, en affaiblissant progressivement la vue, rend également aveugle de la même manière que la blancheur éclatante de la neige ; la lumière artificielle ainsi que celle qui est réfléchie par des verres en forme de globe, comme dans les lampes à la Carcel, et principalement celle qui est produite par l'éclairage au gaz. A la longue, ces deux genres d'éclairage produisent également la paralysie de la rétine. Toutes les causes que nous venons d'énumérer facilitent le développement de l'amaurose et traînent après elles la cécité. Il ne s'agit donc que de s'en préserver.

Rien de plus pernicieux pour la vue que l'éclairage au gaz. Il n'a pas fallu longtemps pour juger de ses funestes effets ; on n'a pas tardé à s'apercevoir que l'éclat resplendissant de cette vive lumière, ainsi que son mouvement perpétuel, étaient, en fait de lumière artificielle, tout ce qui avait été inventé jusqu'à ce jour de plus pernicieux pour les yeux. Journellement une multitude d'ouvriers qui travaillent à la fabrication du gaz quittent cette fabrication et sortent des fabriques moitié aveugles pour éviter de le devenir complétement. Dans le nombre il y en a plusieurs qui ne peuvent presque plus se servir de leurs yeux. Je connais des commerçants dont un œil a été atteint de paralysie depuis que, pour éclairer leurs boutiques, ils ont remplacé l'huile et la chandelle par l'éclairage au gaz. Mais, malgré la perte d'un œil, comme c'est la mode d'être éclairé au gaz, ils n'en continuent pas moins de s'en servir. D'après cela il est assez probable que dans vingt ans la moitié de la population de Paris sera aveugle ou borgne.

De la nyctalopie et de l'héméralopie.

La nyctalopie ou *cécité diurne*, dite *vue de hibou*, affecte bien plus souvent des hommes forts et robustes, jeunes encore, que ceux que l'âge place dans les autres époques de la vie ; ce sont généralement des hommes énervés par des excès dans les jouissances de l'amour, ou autrement par des excès de nourriture et de boisson. L'abstinence des plaisirs vénériens chez les premiers, la diète, les vomitifs et les purgatifs chez les seconds, sont les meilleurs moyens pour faire cesser cette maladie.

L'héméralopie, ou *cécité nocturne*, attaque ordinairement les personnes faibles qui vivent dans des lieux humides et marécageux, et qui se nourrissent de substances insalubres, celles qui habitent les alentours des étangs, de certains lacs, ainsi que les personnes qui vivent sur les bords des grandes rivières et sur les côtes des bras de mer. Cette affection guérit ordinairement en changeant d'habitation, en usant d'aliments salubres et toniques, et en rappelant la transpiration supprimée par l'emploi des sudorifiques, tels que l'infusion de fleurs de sureau, celle de la petite sauge, de véronique, *thé d'Europe*, de *thé Suisse*, etc.

CHAPITRE XXVIII.

AVIS AUX PERSONNES QUI ONT LA VUE FAIBLE.

Toutes les fois que le sens de la vue a été gravement affecté par une maladie quelconque, il ne se rétablit jamais complétement, et les personnes qui ont eu cet organe malade ne doivent pas espérer pouvoir en jouir de la même manière qu'auparavant, même après une entière guérison. Quelque radicale que soit la cure, la vue ne redevient jamais aussi bonne qu'elle l'était auparavant.

L'organe de la vue présente en cela les mêmes phénomènes et suit la même marche que les autres différents organes du corps, qui, après avoir subi des lésions graves, ne recouvrent jamais leurs forces primitives.

Les personnes d'une santé faible et d'un tempérament délicat, dont l'état de la vue se trouve en rapport avec les forces du corps, c'est-à-dire chez lesquelles l'organe de la vue participe de la même faiblesse que les autres organes, ne peuvent pas espérer d'obtenir une excellente vue, quelque efficaces que soient les moyens qu'elles emploient pour la fortifier.

Il en est de même de celles qui, jouissant d'une bonne santé, ont eu, pendant une partie de leur vie, une bonne vue ; si elle vient à s'affaiblir peu à peu, ou même tout d'un coup, et que leur vue reste quelque temps dans cet état, plusieurs mois, par exemple, malgré une bonne guérison, leur vue n'atteindra pas le degré de force primitive.

Toutes les personnes qui se trouveront dans les cas que nous venons de citer doivent d'abord chercher à arrêter les progrès du mal et empêcher que leur vue ne se détériore complétement; ensuite, employer les moyens curatifs pour l'améliorer progressivement (car il faut qu'on se persuade bien que ces améliorations et ces sortes de guérisons ne viennent que lentement et progressivement); et, lorsqu'elles seront parvenues à obtenir une amélioration sensible ou une guérison radicale, elles ne doivent pas fatiguer leur vue et encore moins la forcer; elles doivent constamment apporter à leur vue tous les ménagements qui leur seront permis par leurs positions.

Malheureusement c'est presque toujours le contraire qui a lieu, et voici ce qui se passe journellement.

Dès qu'une personne, atteinte de maladie d'yeux ou de faiblesse de vue, se décide à recourir aux moyens curatifs pour remédier à son état, de suite elle voudrait être guérie. Mais cela est impossible, attendu que tout changement subit est mauvais, et que la nature n'aime pas à aller par saut; que la médecine ne fait pas de miracles, et qu'il faut le temps à tout. Mais, lorsqu'elle s'assujettit à un traitement rationnel et suivi, et qu'après un certain temps elle éprouve un mieux évident, sans attendre la consolidation de cette amélioration, elle abandonne son traitement pour se servir de sa vue de la même manière que si cet organe n'eût jamais été malade, et sans employer la moindre précaution. D'où il résulte que le mieux devient de nul effet, et que la vue s'affaiblit de nouveau, parce que, pendant le traitement, chaque personne ne veut pas consentir à être privée un seul instant de l'usage de cet organe, et veut en exiger le même service que lorsqu'il jouissait d'une bonne santé. Aussi la guérison des maladies des yeux dépend bien plutôt de la conduite sage et modérée du malade que de la sagacité, de l'instruction et de la bonne volonté du médecin qui le soigne.

Nous concluons de tout ce que nous venons de dire, que les personnes affectées de vue faible, même de maux d'yeux, peuvent elles-mêmes en arrêter non-seulement les progrès, mais encore améliorer singulièrement l'état de leur vue, en mettant attentivement en pratique les préceptes d'hygiène tracés dans cet ouvrage, qui consistent dans le régime de vie que doivent suivre les personnes délicates, et en faisant usage des moyens préservatifs et curatifs qui leur sont indiqués pour soigner leur vue.

CHAPITRE XXIX.

TRAITEMENT PROPRE A FORTIFIER LA VUE FAIBLE.

La faiblesse de vue s'accompagne communément d'une grande sensibilité dans les yeux, d'une douleur sourde dans le fond du globe de l'œil, qui se manifeste à mesure que l'individu veut fixer attentivement les objets; d'une pesanteur à la paupière supérieure, de manière que la personne ne peut la relever qu'avec peine; de l'impossibilité de s'appliquer à la lecture et à aucun ouvrage d'objets menus et fins, principalement à une lumière un peu vive et dans l'obscurité, sans que les yeux se remplissent de larmes, d'une sécrétion surabondante de la chassie qui, pendant le sommeil, colle les paupières et empêche de les ouvrir le matin en s'éveillant, etc. Or cet état maladif des yeux, qui caractérise la faiblesse de vue, provient également de diverses causes qui sont diamétralement opposées, que nous allons retracer ici, attendu que bien souvent, pour éviter un mal, on se jette dans un pire, et qu'en toute chose, généralement, l'homme ne peut rester sage, rien ne lui étant plus difficile que de conserver une conduite modérée, et le plus souvent d'un extrême il se porte à l'autre.

Nous énumérerons d'abord les causes dont l'action sur la vue, étant beaucoup trop vive, affaiblit cet organe par excès d'excitation, et ensuite nous mentionnerons celles qui, ne stimulant pas suffisamment la rétine, qui est l'organe immédiat de la vision, coopèrent non-seulement à la faiblesse de la vue, mais tendent encore à sa destruction.

Les causes qui affaiblissent la vue, par excès d'excitation, sont les veillées habituelles, la trop grande clarté répandue dans les appartements que l'on habite; la multiplicité de glaces qui réfléchissent en tous sens la lumière, la réverbération de tous les corps brillants, la fumée qui provient d'un grand nombre de bougies, etc. Celles, au contraire, qui, manquant d'action, ne stimulent pas suffisamment la rétine, sont d'abord l'obscurité. Les personnes affectées de vue faible, pour la garantir de la trop vive impression de la lumière, ont l'habi-

tude d'employer toutes sortes de moyens pour
s'y soustraire constamment, étant persuadées
que la lumière est ce qu'il y a de plus dangereux
pour leurs yeux, et elles se rangent de manière
à ce que leur vue soit continuellement dans
l'obscurité, ne sachant pas que l'obscurité est
ce qu'il y a de plus pernicieux à leur vue. A
cet effet, elles emploient des garde-vue, des
auvents et des écrans de toutes les formes et de
toutes les façons; elles se relèguent, dans le
jour, au fond de leurs appartements, et par le
moyen de rideaux très-épais elles empêchent
la lumière naturelle d'arriver jusqu'à elles. Si
elles sortent, elles ont grand soin de garnir
leurs yeux de verres de couleur, dont les différentes teintes, qui sont extrêmement épaisses,
diminuent tellement la clarté de la lumière,
que l'œil, même en plein champ, se trouve
toujours plongé dans une grande obscurité.
Mais c'est encore bien pire pour ce qui concerne
leur sommeil; elles ont soin d'abord de garnir leurs fenêtres d'épais volets, qui s'opposent
à ce que le plus léger jet de lumière ne pénètre
dans leur appartement; elles ont soin, en
outre, de garnir leurs alcôves et d'entourer
leurs lits d'épais rideaux, afin que leurs yeux
restent plongés, pendant le long espace de la

nuit, et même une grande partie de la matinée, dans l'obscurité la plus profonde.

Il résulte de cet excès de précautions que la vue se détériore de plus en plus, parce qu'elle se trouve privée, en même temps, de la lumière qui est son *stimulus* le plus direct, et ensuite de l'air salubre qui la stimule également, et qui a la propriété de rafraîchir et de fortifier le globe de l'œil. Mais si la vue se trouve plus ou moins affectée de cet état de choses, la santé en général en reçoit des atteintes bien plus graves. Le peu d'air respirable renfermé dans une alcôve hermétiquement fermée, n'étant pas renouvelé, est promptement vicié par les émanations corpusculaires qui proviennent de la respiration, et par celles qui se dégagent de toutes les parties extérieures du corps. Cet air, ainsi vicié par les molécules délétères qu'il contient, devient insalubre et méphitique; étant respiré une grande partie de la nuit, il débilite le corps, affaiblit la vue, répand la pâleur sur toute la surface de la peau, en détruit le coloris, flétrit la beauté et détermine bien souvent des fièvres de mauvais caractère.

On commet encore une grande faute le matin, en s'éveillant. La nature, en organisant nos paupières en forme de voiles mobiles, pour couvrir les yeux, les garantir des corps qui flottent dans l'air, ainsi que d'une trop vive lumière, les a formées assez minces pour que la lumière pût les pénétrer, dès le matin, lorsqu'elle commence à paraître, afin de nous avertir de son retour, et pour nous engager au mouvement; car ses lois, qui sont strictement suivies par les animaux et l'homme des champs, prescrivent aux corps vivants de ne se reposer que la nuit, et de se mettre en mouvement dès l'apparition du jour. Or la lumière, en pénétrant d'abord à travers nos paupières, commence par nous éveiller, et ensuite, à mesure qu'elle augmente progressivement, elle dispose peu à peu notre vue à supporter le grand jour, de manière que nos yeux, ainsi préparés, ne se trouvent nullement fatigués par la trop grande clarté du jour. Mais, au lieu d'observer ces lois, voici ce que l'on fait : on s'éveille au milieu des profondes ténèbres où on a eu le soin de se retirer la veille, et tout à coup on s'expose à la grande clarté du jour, en passant subitement d'une alcôve artistement calfeutrée dans la pièce la plus voisine, qui se trouve souvent celle qui est la plus éclairée. Exposés ainsi subitement à cette grande clarté, les yeux s'en trouvent éblouis; ils éprouvent de l'irritation et de la faiblesse. Mais, étant journellement exposés, de la même manière, à la lumière subite, ils finissent par en devenir malades.

Je rappellerai ici l'histoire de ce gentilhomme qui avait séjourné longtemps, sans aucune interruption, dans un noir cachot. Au moment où l'on vint l'en retirer pour le faire paraître au grand jour, l'éclat vif et subit de la lumière agit si violemment sur ses yeux qu'instantanément il fut frappé de cécité.

Pour remédier à la faiblesse des yeux, il faut d'abord en éloigner tout ce qui est dans le cas de déterminer sur eux une surexcitation, comme aussi ce qui ne les stimule pas suffisamment. Les causes qui irritent les yeux sont : tous les corps brillants et lumineux, toutes les surfaces polies qui réfléchissent la lumière, l'air froid et humide, les vents impétueux, les brouillards fréquents et malsains, les exhalaisans méphitiques qui proviennent des fosses d'aisances, etc.; le frottement des paupières, que beaucoup de personnes ont l'habitude de pratiquer pendant le jour, et surtout le matin en se levant, ce qui détermine la rougeur et le larmoiement des yeux; l'exposition subite de la vue à une grande clarté, le matin en s'éveillant, etc. Celles qui les débilitent sont l'obscurité, l'eau chaude ou tiède, appliquée sur les yeux ; les verres dont le degré de foyer est disproportionné à l'état de la vue, ainsi que ceux qui, étant coloriés, sont couverts de couches trop épaisses ; les verres qui sont entourés de soie ou de linges, et qui empêchent ainsi la libre circulation de l'air, lequel est mis en contact avec la surface du globe de l'œil. Ces linges s'opposent également à son renouvellement.

Le matin, en se levant, on évitera le grand éclat de la lumière, et ce ne sera que par gradation qu'on mettra ses yeux en contact avec celle du jour ; on évitera de les frotter rudement pour les ouvrir, attendu que la plus légère contusion portée sur les yeux est toujours dangereuse. Cependant si, au moment du réveil, ils se trouvent dans un état de torpeur, on passera légèrement le doigt sur les paupières; mais, s'il y a difficulté à les ouvrir à cause de la chassie qui a collé les cils pendant la nuit, on les humectera avec un peu de salive ou de l'eau fraîche, et, à l'époque des grands froids, on emploiera l'eau seulement dégourdie. Ensuite on aura soin de laver ses yeux avec l'eau fraîche : celle de fontaine ou de rivière est préférable à celle de puits ; on renouvellera ces lotions dans le courant du jour, et surtout le soir en se couchant. L'usage de ces lotions devient indispensable dans les lieux où les vents soulèvent constamment la poussière, dans ceux où des brouillards fréquents et malsains couvrent l'atmosphère, dans ceux où des vapeurs délétères, comme aux environs de certains lacs, s'exhalent, s'attachent au globe de l'œil, l'irritent, l'enflamment, et causent un grand nombre d'ophthalmies plus ou moins rebelles à la guérison. Après s'être lavé, on essuiera les yeux avec les doigts ou avec un linge propre et fin, qu'on passera légèrement sur les paupières, mais on ne se servira jamais d'éponge, ni d'autres corps. Si la tête est en transpiration, on attendra, pour laver ses yeux, que cette transpiration ait cessé ; et si on se sert d'une œillère, on aura soin de la prendre plus grande que le globe de l'œil, de manière à pouvoir l'enlever avec facilité, parce que, si elle est trop étroite, elle ne se détache de l'œil qu'avec peine, et agit sur cet organe à la manière des ventouses.

Lorsque l'œil faible ne peut supporter un trop grand éclat de lumière, un trop grand froid ou un vent violent, un léger auvent fait avec du tafetas violet (garde-vue) suffira pour l'en garantir. S'il est irrité, on ne le soustraira pas à la lumière, on ne le surchargera pas de compresses, ni de corps médicamenteux, qui, en augmentant le calorique dans cette partie, aggravent tellement cet état d'irritation qu'ils peuvent le faire dégénérer en véritable inflammation ; mais on emploiera des lotions astringentes et froides (et, dans le cas où l'œil ne pourrait pas supporter la froideur de l'eau, on la ferait dégourdir) qu'on préparera avec les semences ou la racine de [fenouil, ou avec les tiges de marjolaine ou d'hyssope, ou avec les feuilles de l'orme (arbre qu'on rencontre dans presque toutes les contrées de l'Europe), dont on fera une légère décoction. On mettra une bonne poignée de feuilles d'orme dans huit onces d'eau, qu'on fera bouillir pendant vingt minutes ; on laissera refroidir ; et avec cette eau on lavera les yeux le matin en se levant, le soir en se couchant, et même plusieurs fois dans le jour. L'eau de rose peut convenir aussi, mais ce n'est que lorsque l'œil est peu irrité.

Les personnes qui ont les yeux faibles auront soin de manger peu le soir, de ne pas lire à la chandelle, de ne pas occuper leurs yeux à des ouvrages fins. Si on est obligé de se tenir près de la bougie, on en adoucira le grand éclat par le moyen d'un paralumière fait avec du tafetas bleu ou violet, très-mince, et cependant sans jamais éviter complétement la lumière, quelque faibles que soient les yeux.

En cas de voyage au milieu de plaines sablonneuses fortement éclairées par le soleil ou couvertes de neige, on évitera de les fixer, et on fera tous ses efforts pour garantir les yeux de l'impression de la lumière réfléchie par ces corps. A cet effet on pourrait employer un crêpe noir qui ne couvrirait que la moitié du visage.

Lorsque les yeux faibles ne seront point irrités, on aura soin de les laver souvent, et plusieurs fois par jour, avec de l'eau fraîche; mais s'ils éprouvent, par l'effet de la froideur de l'eau, une grande difficulté à s'ouvrir et à se fermer, que les paupières pressent fortement le globe de l'œil, qu'elles y produisent une impression douloureuse, on aura soin alors de dégourdir l'eau avant d'en faire usage.

Les personnes qui ont les yeux faibles, qui seront forcées d'avoir recours aux lunettes, auront soin de ne jamais les garnir avec des verres de couleur verte, attendu que cette couleur, surtout dans les verres dont on fait usage, assombrit les objets, leur donne une couleur terne, et les représente tout différemment qu'ils ne sont en réalité; ce qui rend la vue obtuse et augmente sa faiblesse.

Une règle très-importante pour les yeux faibles est le choix des occupations auxquelles ils doivent se livrer pendant le cours de la journée ; ce choix consiste à remplir celles qui demandent quelque contention d'esprit, et qui exigent une forte application de la vue à la plus grande clarté du jour, et à remettre au matin ou au soir celles qui ne fatigueront ni leur vue ni leur cerveau, et auxquelles ils pourront se livrer avec facilité. Si elles lisent pour se récréer, elles choisiront les caractères ordinaires et le papier blanc azuré plutôt que le papier blanc de lait et les caractères extraordinaires d'imprimerie.

Pour rendre l'impression plus agréable et plus belle, on la relève d'abord par la beauté et la blancheur du papier, ensuite par des caractères saillants d'imprimerie, tels que les lettres italiques et surtout les caractères stéréotypes ; de manière que, sous prétexte d'améliorer l'impression, de jour en jour on la rend plus pernicieuse, non-seulement pour les yeux faibles, mais encore pour les bonnes vues. Il est constant que les ouvrages les plus fins n'affectent pas autant les yeux faibles que ces caractères saillants et de formes différentes. La preuve en est que les bonnes vues peuvent lire pendant plusieurs heures de suite tout livre à caractères ordinaires d'imprimerie, sans en ressentir aucun sentiment pénible, tandis qu'il faut peu de temps pour qu'elles soient fatiguées avec les divers autres caractères saillants.

Ces éditions plus enjolivées fatiguent promptement la vue par la rondeur saillante et trop uniforme de ces caractères. Les yeux faibles doivent en fuir la lecture ; ils doivent également veiller à ne pas écrire trop fin ni trop serré, ce qui augmente encore leur faiblesse. Le jeu de cartes joué trop longtemps peut devenir nuisible aux yeux faibles, par les teintes fortes et mélangées de différentes couleurs, par le vernis qui les transforme en surfaces polies, et par l'éclat des lampes qui éclairent la salle. Il en est de même du jeu de domino et de quelques autres jeux.

Si le séjour d'une demeure sombre rend la vue obscure, l'habitation d'un lieu dont les fenêtres sont placées en face d'une muraille sur laquelle les rayons du soleil tombent d'aplomb, surtout si elle est recouverte par une couche blanche de plâtre ou de chaux, en réfléchissant la lumière, produit une telle réverbération sur la vue qu'une vive inflammation des yeux peut en être la suite.

Les croisées qui descendent jusqu'au plancher sont dangereuses pour les yeux faibles et même pour les yeux sains, vu que la lumière agit directement de bas en haut sur la vue, et qu'alors les différents objets réfléchissent une clarté fausse qui nuit à la vue. Les ameublements dorés et brillants sont singulièrement dangereux pour les yeux faibles. Ainsi les personnes qui se trouvent dans cet état doivent bannir de leurs appartements, ou tout au moins de la pièce qu'elles occupent habituellement, les glaces, les dorures et les tentures blanches.

Les femmes ont dans leurs vêtements une invention purement de luxe qui compromet les bonnes vues, et qui est très-dangereuse aux yeux faibles; je veux parler du voile sous lequel elles ont l'habitude de cacher leur visage. La vacillation continuelle de ces gazes, en interceptant partiellement les objets, fatigue tellement la vue que de jeunes personnes, qui avaient joui d'excellents yeux jusqu'au moment d'en faire usage, n'y voyaient plus que confusément après s'en être servies pendant quelque temps.

Les étoffes d'une couleur autre que le violet,

le bleu, le gris, le noir et le vert, sont dangereuses aux vues faibles, parce que les rayons
lumineux qui frappent sur ces surfaces luisan-
tes sont renvoyés dans les pupilles et irritent
par là beaucoup la vue. Tels étaient les éven-
tails autrefois, remplacés aujourd'hui par les
ombrelles, faites avec des étoffes de toutes couleurs, qui renvoient dans les yeux les rayons
réfléchis de lumière qu'ils reçoivent sur leur
surface polie et éclatante, et dont les dames
se servent même lorsque le temps est nua-
geux et obscur.

Bon nombre de maladies d'yeux proviennent encore des vêtements trop étroits; chez
l'homme, le chapeau, la cravate, l'habit, les
souliers et les bottes, en comprimant outre
mesure les différentes parties du corps qu'ils
sont destinés à couvrir, ralentissent la circulation, font refluer le sang vers la tête, engorgent
le globe de l'œil et prédisposent aux diverses maladies des yeux; chez la femme, les chapeaux
de différentes formes, surchargés de pompons
qui étreignent le cuir chevelu dans tous les sens;
le collier, qui fait refluer le sang vers la tête en
comprimant le cou; le corset, le corps à baleine
et le busc, qui, en serrant les côtes, gênent les
mouvements de la poitrine, rendent la respira-

tion pénible, et mettent de l'embarras dans la circulation, et, en resserrant les viscères du bas-ventre, engorgent les vaisseaux de la veine porte, occasionnent la constipation opiniâtre et facilitent l'engorgement de la tête et des yeux. Les jarretières, surtout celles portées sous le genou, déforment les mollets, et ont le grand inconvénient de ralentir la circulation en empêchant le sang d'arriver jusqu'au cœur, et de prédisposer à l'anévrisme de l'artère poplitée, qui passe dans le creux du jarret. La chaussure étroite, chez la femme, a l'inconvénient de déformer le pied et d'influer également sur la circulation. Ainsi donc, l'usage des vêtements compressifs contribue singulièrement au développement des maladies des yeux ; et la constipation opiniâtre, en obligeant à des efforts successifs et violents pour aller à la garde-robe, prédispose encore aux mêmes affections.

L'usage intérieur et extérieur des narcotiques rend la vue faible et dispose à la cécité ; aussi rencontre-t-on un grand nombre d'aveugles chez les Orientaux, comme, par exemple, chez les Turcs, chez les Perses et au Japon ; ils ont l'habitude d'user de plusieurs plantes narcotiques, soit en les avalant, soit en les fumant, soit en les appliquant extérieurement, comme la belladone, la jusquiame, la ciguë, et surtout l'opium. L'usage des narcotiques a encore l'inconvénient de produire la constipation opiniâtre, qui elle-même concourt à développer les maladies des yeux. Mais, quelle que soit la cause qui la produit, on doit la combattre : les lavements de mauve, d'eau tiède, d'eau fraîche même, suffisent ordinairement pour la faire cesser ; on a soin de faire usage en même temps de fruits, d'herbages, de faire de longues promenades à pied, à cheval ; de temps à autre, de prendre demi-once de sel d'epsom, le matin, deux heures avant déjeuner, qu'on fait dissoudre dans un verre d'eau fraîche ou chaude ; on aura également soin de boire beaucoup d'eau pendant ses repas, et surtout d'en prendre un grand verre le matin en se levant, et un autre le soir en se couchant.

En travaillant le soir, on doit éviter le grand éclat de lumière, ainsi que l'obscurité, et surtout ne pas travailler dans un endroit mal éclairé par une lumière vacillante. Nous éprouvons une sensation pénible lorsque, le soir, étant dans l'obscurité, nos yeux sont mis tout à coup en contact avec la lumière artificielle dont nous sommes éblouis ; nous restons quelques moments sans pouvoir fixer les objets, et cela jusqu'à ce que la pupille, que l'éclat de lumière a fait resserrer au point de se fermer, soit assez dilatée pour nous permettre de percevoir les objets. Donc, l'usage d'une mauvaise lumière dans un appartement est dangereux, parce que les yeux s'y habituent insensiblement, et, lorsqu'ils sont accoutumés à ce degré d'obscurité, la lumière du grand jour les éblouit, les irrite et les affaiblit.

Les yeux ont besoin de repos, de la même manière que les autres organes; mais si les veilles leur sont nuisibles, un sommeil trop prolongé leur est également préjudiciable. Aussi, tout en évitant un trop long sommeil comme contraire à l'état sain des yeux, le travail de nuit n'est pas davantage salutaire à la vue. Au contraire, les personnes qui abusent de leurs yeux pour travailler la nuit ne tardent pas à s'apercevoir que leur vue en est fatiguée, et, s'ils persistent, leurs yeux courent le plus grand danger.

CHAPITRE XXX.

PRÉCEPTES A SUIVRE POUR CONSERVER LA BONNE VUE ET POUR AMÉLIORER LA MAUVAISE.

Pour la facilité du lecteur, nous allons réduire en préceptes les divers moyens que nous avons indiqués pour fortifier les yeux faibles, qui, au reste, sont également propres à la conservation de la bonne vue. C'est pourquoi nous en recommandons l'usage strict aux personnes qui jouissent d'une bonne vue comme à celles qui ont les yeux faibles, ces moyens étant ainsi propres aux uns et aux autres.

Le premier précepte à mettre en pratique, pour la conservation des yeux dans l'état sain, consiste :

1º A ne pas mettre ses yeux en contact avec le grand jour d'une manière subite, le matin, au moment du réveil;

2º En s'éveillant, de ne pas les frotter rudement, mais seulement de faire, avec l'extrémité du doigt, de légères frictions sur les paupières, et, si on éprouve de la difficulté à les ouvrir, d'humecter le bord libre des paupières, soit avec sa salive, soit avec de l'eau fraîche ;

3º De laver ses yeux le matin, en se levant, et même plusieurs fois pendant le jour, avec de l'eau pure et fraîche, de fontaine ou de source ;

4º Si on est obligé de se livrer à un travail sédentaire pendant le jour, de choisir la pièce la mieux éclairée de l'appartement ou de la maison pour y travailler ;

5º Si on sort peu, d'avoir soin que la pièce qu'on habite le plus longtemps contienne peu ou point de glaces, point de dorures et autres corps brillants ; que les peintures soient de couleurs rembrunies, ainsi que les meubles, et que la couleur blanche paraisse le moins possible ;

6º Éviter l'action d'une lumière trop vive, et apporter le plus grand soin à en préserver ses yeux ;

7º Exclure de ses habillements tout vêtement qui serait compressif ou trop étroit, qui comprimerait une ou plusieurs parties du corps en les serrant outre mesure, de manière à empêcher ou gêner la circulation ; ce qui, en refoulant le sang et les humeurs vers la tête, en engorge toutes les parties, et notamment le globe de l'œil ;

8º D'éloigner de sa demeure, de l'appartement qu'on habite, et surtout de la chambre où l'on couche, toute espèce d'odeur et de vapeur, entre autres celles provenant des urines et des excréments, attendu que rien n'est plus funeste à la vue que les exhalaisons méphitiques ;

9° De respirer un air sain et pur, l'été comme l'hiver, et à toutes les époques de l'année, attendu que le contact d'un air pur contribue singulièrement à l'état sain des yeux ;

10° D'éviter la poussière partout où elle se trouve, vu que les corpuscules qu'elle dépose sur le globe de l'œil irritent plus ou moins les yeux : c'est surtout en Égypte, où elle occasionna l'ophthalmie qui, en 1798, a été si fatale à notre brave armée, qu'il sera bon de suivre ce précepte ;

11° D'éviter les excès dans les aliments, dans les boissons, dans les passions et dans le régime de vie, attendu que bien des vues faibles proviennent de ces excès, et que même, plusieurs fois, il en est résulté une cécité complète ;

12° D'éviter avec le plus grand soin la constipation, de ne point faire des efforts quand on est aux lieux ; mais se tenir le ventre libre, parce que la constipation et les efforts qu'on fait pour rendre ses excréments font refluer le sang vers la tête en gênant la circulation ;

13° D'éviter également un trop grand éclat

de lumière, comme aussi la trop grande obscurité, attendu que l'une et l'autre sont préjudiciables à la vue ;

14° De dormir convenablement, parce que les yeux ont besoin de repos, et qu'un sommeil régulier contribue singulièrement à la conservation d'une bonne vue ;

15° D'éviter les veilles et le travail de nuit, la privation de sommeil tuant plus promptement que tous les autres excès, et la vue étant celui de nos organes qui en est le plus tôt et le plus gravement affecté.

CHAPITRE XXXI.

DE L'USAGE QU'ON DOIT FAIRE DE LA VUE.

La vue doit être exercée, mais d'une manière modérée, parce que de son inaction naissent les myopies et les vues louches.

On doit toujours regarder avec les deux yeux, parce qu'à mesure qu'on ne se sert que d'un œil, et c'est toujours le meilleur, et qu'on condamne l'autre à l'inaction, celui-ci dépérit constamment et finit par se perdre tout à fait.

Cependant, lorsqu'à la suite d'un travail forcé et continuel nous éprouvons dans notre vue les signes que je vais décrire, on doit cesser tout travail et la laisser reposer :

1° Lorsque le foyer de la vue, appelé ordinairement le point de vue, se forme si près de l'œil qu'on est obligé d'en rapprocher les objets pour les distinguer ;

2° Lorsque, durant un travail opiniâtre, on éprouve un sentiment pénible dans l'orbite, et que la constriction qu'il détermine est suivie de chaleur aux paupières et de difficulté à les mouvoir ;

3° Lorsque les yeux larmoient involontairement, et qu'après le travail on éprouve un sentiment de pression dans les paupières et un léger mal de tête, accompagné de la rougeur des paupières ;

4° Lorsqu'il se présente un léger nuage devant les yeux, que les objets se brouillent, et qu'il survient des étourdissements ;

5° Lorsque les objets sont comme environnés de nuages, que leurs extrémités sont peintes de couleurs de l'iris, que les objets semblent se mouvoir, qu'ils se couvrent d'un ombre, que, renversés sens dessus dessous, ils paraissent nager et se confondre les uns dans les autres.

Pour remédier à cet état, il faut d'abord diversifier ses occupations, les interrompre de temps en temps, en ménageant ses yeux par gradation, sans cependant les laisser dans l'inaction ; prendre l'air de temps à autre et suspendre son travail pendant de courts intervalles ; prendre après un exercice continu et en plein air, faire usage de légers laxatifs et des bains tièdes.

On évitera de se mettre au travail immédiatement après le réveil, le repas, et le soir à la lumière. On lavera ses yeux, plusieurs fois dans le jour, avec l'eau fraîche, et on pratiquera les préceptes suivants :

1° Quelque bonne que nous paraisse la vue, ne jamais la forcer.

2° Mettre le plus grand soin à ne travailler qu'à une lumière égale, et à éviter le faux jour comme les lumières vacillantes.

3° Les personnes qui occupent leurs yeux et leur esprit en même temps doivent, en travaillant, avoir soin de ne pas rester toujours assises, mais être souvent debout, pour prévenir une trop grande affluence de sang vers la tête.

4° Celles dont les yeux sont fort saillants, dont les sourcils sont rares et les cils peu garnis, sont les seules auxquelles les écrans et les garde-vue soient utiles, les autres personnes ne devant pas s'en servir, à moins que leurs yeux ne soient faibles.

5° A la chute du jour, dans des lieux sombres ou au clair de la lune, éviter de fixer longtemps les objets qui nous entourent.

CHAPITRE XXXII.

MANIÈRE DONT LA VUE DOIT ÊTRE EXERCÉE, SELON LES DIFFÉRENTS AGES DE LA VIE.

En naissant, nos yeux ne sont nullement accoutumés à la lumière, et ce n'est que peu à peu et par gradation qu'ils s'y habituent. Aussi les yeux des nouveau nés sont tellement irrités par les premières impressions de la lumière que ces petites créatures crient de toutes leurs forces lorsqu'on les y expose : c'est là la cause de la plupart des ophthalmies de naissance.

Les corps brillants qui entourent leurs berceaux déterminent le strabisme, en ce que les enfants ne manquent pas, à leur réveil, d'y porter de suite les yeux et de les regarder longtemps; de là leur vient l'habitude de loucher.

L'enfant plus âgé ne doit pas être privé de l'air libre et des exercices en plein air que réclame son âge, sous prétexte de l'habituer au travail ; ce n'est que lorsque sa vue a acquis assez de forces qu'on doit lui apprendre à lire, à écrire, coudre et broder. En cela les jeunes filles sont bien plus tourmentées que les garçons ; aussi les jeunes personnes du sexe ont généralement la vue moins bonne que les jeunes garçons, parce qu'on tue leur vue avec les arts d'agrément qu'on leur fait apprendre, qui, le plus souvent, leur deviennent inutiles le reste de leur vie.

C'est dans le jeune âge que se crée et se développe la myopie, par l'habitude contractée par les enfants élevés dans des lieux resserrés de ne voir les objets que de près et à petites distances. Les yeux ainsi habitués ne peuvent plus découvrir des objets éloignés. C'est la faute des parents qui contraignent trop tôt les enfants à des études sérieuses. Mais lorsque le corps a pris tout son accroissement sans que la vue ait été forcée dans le jeune âge, elle est susceptible d'un travail prodigieux sans qu'elle en reçoive aucune atteinte.

Dans cet état les yeux traversent l'âge mûr

et arrivent à l'époque de la vieillesse en bon état, sans être beaucoup fatigués du travail. Mais malheureusement, sans attendre la vieillesse, sans même attendre l'âge mûr, nos jeunes gens arment leurs yeux d'une paire de lunettes, dont les verres grossissant les objets usent la sensibilité de la vue, ce qui les prédispose à devenir aveugles ou borgnes, en facilitant peu à peu le développement de la cataracte, de la goutte-sereine, du glaucôme, etc.

Le besoin de lunettes ne se fait sentir chez l'homme des champs qu'à l'âge le plus reculé de la vie, et, lorsqu'il est contraint de s'en servir, ce n'est pas pour en garnir son nez habituellement, mais seulement dans les moments où il est appelé à distinguer mieux les différents objets qui s'offrent à sa vue. Ainsi donc, sans renoncer absolument à l'usage des lunettes, on ne doit les adopter qu'avec circonspection, d'après l'état de la vue, la conformation des yeux, et des signes manifestes et constants qui nous en avertissent.

En résumant ce que nous venons de dire, nous posons pour préceptes : 1º qu'il faut accoutumer de bonne heure les enfants à exercer leur vue en regardant les objets de loin, sans toutefois la forcer ni l'exercer trop souvent, ni trop longtemps, avant que l'enfant ait acquis le degré de force et de croissance qui lui sont propres.

2° On ne doit exercer les yeux fortement que lorsque le corps a acquis son entier développement.

3° Pour prévenir le strabisme, il faut placer le berceau de l'enfant dans l'endroit le plus aéré de la chambre, de manière que le pied regarde la fenêtre, en ayant soin que l'enfant ne reçoive pas une lumière trop vive, comme les rayons directs du soleil, de la lune, d'une chandelle, etc., ce qui lui blesserait la vue.

CHAPITRE XXXIII.

DU TEMPS PROPRE A L'EXERCICE DE LA VUE ET DU SOIN QU'ON DOIT PRENDRE DES YEUX DANS LES DIVERS TRAVAUX.

Le moment le plus convenable à l'usage de la vue, c'est le matin, une heure après un bon sommeil, parce que le corps et les yeux ont réparé leurs forces. L'intervalle d'une heure entre le réveil et le travail suffit pour donner le temps aux yeux de se faire à la clarté du jour.

On ne doit pas se livrer au travail immédiatement après le repas, mais attendre une heure ou deux, surtout si c'est un genre de travail qui oblige d'être assis, parce qu'alors le sang reflue vers la tête, et une rougeur plus ou moins prononcée couvre le visage et les yeux.

On évitera également de se mettre immédiatement à des ouvrages qui tendent la vue, au moment de sortir d'un travail qui a fortement occupé le cerveau et l'esprit.

Il en est de même du soir, étant auprès d'une lumière artificielle; en pareil cas, on doit éviter toute espèce de travail qui exigerait une forte tension des yeux.

La lecture dans le lit, à une lumière artificielle, le corps et la tête étant penchés, est singulièrement nuisible aux yeux, et bon nombre de jeunes insensés y ont perdu les meilleures vues.

Il n'est pas indifférent, dans les diverses sortes de travaux auxquels nous nous livrons, que nos yeux reçoivent la lumière de telle ou telle manière. La table près de laquelle on travaille doit être placée de manière que le jour y arrive obliquement, dans la direction de l'épaule gauche; ainsi disposée, on est susceptible de supporter un travail bien plus long sans en être incommodé. Cependant le travail qui s'opère debout n'est pas, à beaucoup près, aussi préjudiciable à la vue que celui qu'on fait assis, à cause de la compression de l'estomac et des boyaux que cette position occasionne, qui est toujours nuisible à la vue et à la santé.

Lorsqu'on lit ou écrit, on doit éviter de tourner le dos à la fenêtre et d'avoir la lumière derrière soi, parce que dans cette position les rayons sont réfléchis trop directement sur les yeux ; et si l'on est obligé de travailler le soir, il faut donner la préférence à l'écriture, parce qu'elle affecte moins la vue. Je veux parler de l'écriture courante.

Si, dans le genre de travail auquel on est obligé de se livrer, on est forcé d'employer des verres grossissants, on aura soin de les fixer, afin qu'ils restent pendant tout le temps du travail dans la même position, et à cet effet on les liera avec une monture en fer ou avec un ruban.

Si on est obligé de n'employer qu'un seul de ces verres, on aura soin de le changer continuellement d'œil, en regardant tantôt avec l'un, et tantôt avec l'autre. On fera de même toutes les fois qu'on se servira de verres optiques, de télescopes, de microscopes, etc.

Les artistes qui travaillent des matières lui-santes et polies doivent réserver celles qui sont mates pour le travail du soir.

Les peintres, qui exécutent de grands ta-bleaux, doivent couvrir avec un rideau de tafe-tas vert plus de la moitié de la fenêtre près de laquelle ils travaillent, la lumière qui leur est le plus propice étant celle qui vient d'en haut et obliquement.

Ceux qui travaillent à un feu de charbon ar-dent auront soin de se laver souvent les yeux avec de l'eau fraîche et pure, attendu qu'ils sont plus exposés à la cécité que les autres; tels sont les maréchaux, les cuisiniers, les serru-riers, etc. Ceux qui travaillent la laine, le co-ton, etc., tels que les cardeurs et autres, auront également soin de se laver souvent les yeux, à cause de la poussière fine qui se dégage de ces matières.

Si le genre d'occupations auquel nous nous livrons exige de nos yeux une tension lon-gue et prolongée, avec contention d'esprit, pour conserver notre vue, il faut lui donner du relâche hors les heures du travail; à cet effet, on doit prendre le grand air, et considérer des objets très-éloignés pour exercer les yeux. Ce relâche est absolument nécessaire si nous voulons conserver nos yeux ; il donne une nouvelle aptitude au travail. Il en est de même lorsque la vue a été longtemps fatiguée par une grande tension ; alors l'exercice à pied, à cheval et en voiture est indispensable ; le spectacle et le jeu de billard sont également propres au délassement de l'esprit, à la santé du corps et à l'exercice de la vue.

Dans la saison de l'hiver, si on ne peut se livrer à l'exercice en plein air, pour reposer la vue, on doit préférer les jeux qui permettent le mouvement, la distraction et la gaîté, et éviter ceux qui exigent la position assise et qui éblouissent la vue, comme les cartes, ou qui exigent une grande tension d'esprit, comme le jeu des échecs.

CHAPITRE XXXIV.

CONSEILS AUX BORGNES, AUX MYOPES ET AUX PRESBYTES.

Les personnes qui ont perdu un œil voient, avec le seul œil qui leur reste, bien plus clairement, et perçoivent les objets à de bien plus grandes distances qu'auparavant. Ce qu'elles ont à faire, c'est de porter la plus grande attention à la conservation de cet organe. Mais, avant que l'œil sain soit arrivé à cet état de perfection, la personne qui vient de perdre l'autre, et qui est obligée de se servir d'un seul œil, éprouve des tiraillements et des contractions indicibles dans l'œil détruit, et l'œil sain ne peut supporter la plus petite tension sans se fatiguer et sans larmoyer promptement. Tant que ces signes durent, on doit bien se garder de forcer le bon œil, parce qu'on finirait par perdre la vue entièrement; mais ces symptômes ne tardent pas à disparaître, et alors l'œil sain se fortifie de plus en plus.

Pendant tout le temps que dure la maladie de l'œil perdu, et aussi longtemps qu'on y ressent de la douleur, on ne doit pas exposer l'œil sain à un travail forcé, et ne pas oublier de prendre la précaution de couvrir l'œil perclus avec une compresse de linge fin, chaque fois qu'on est obligé de se livrer au travail.

La plupart des personnes myopes acquièrent en vieillissant une vue perçante, et par gradation deviennent presbytes. Cela provient de l'aplatissement des membranes de l'œil, surtout de la cornée transparente, et de l'augmentation de densité des humeurs aqueuse et vitrée. L'habitude de ne considérer que de très-petits objets, et de faire usage du microscope pour mieux les percevoir, entraîne à la longue la myopie. Il en est de même pour les jeunes enfants qui, étant renfermés dans des chambres et occupés à ne considérer, une grande partie de la journée, que de petits objets, tels que leurs joujoux, habituent ainsi leurs yeux à ne voir qu'à de très-petites distances.

La vue des myopes s'améliore ordinairement vers l'âge de trente ans, et son point de vue s'allonge vers celui de quarante. Mais pour cela il faut que le myope n'ait jamais fait usage de verres, même concaves, ni même de lorgnettes, du moins qu'instantanément.

L'usage des verres, chez les myopes, rend leur vue plus courte et les prive de toute espèce d'amélioration provenant de l'aplatissement du globe de l'œil. Je conseille donc à ceux qui ne peuvent se passer de l'usage des verres concaves de les quitter de temps à autre, pour ne se servir que de leurs yeux, et de ne jamais faire usage d'un seul œil pour percevoir les objets. C'est aux signes suivants qu'ils reconnaîtront si leur vue a besoin des verres concaves :

1° Si le globe de l'œil est très-convexe, et que la cornée transparente soit assez proéminente pour que sa saillie se laisse facilement apercevoir en regardant l'œil horizontalement;

2° Lorsqu'on a l'habitude d'écrire fin et serré, et qu'en voulant écrire plus gros les lettres sont difformes, inégales, et que la main n'est pas sûre ;

3° Si, le soir, à la chute du jour, on lit distinctement les plus petits caractères, lorsque, en même temps, les meilleurs yeux ont de la peine à distinguer les plus grosses lettres;

4° Si, à la grande clarté du jour, on ne reconnaît les personnes qu'à une très-petite distance, et même si l'on ne les reconnaît pas, lorsqu'on les reconnaît parfaitement la nuit, même à une certaine portée;

5° Si, enfin, pour fixer un objet éloigné, on est obligé de fermer la moitié des paupières.

Les individus affectés de presbytie ou *presbyopie*, appelée vulgairement *vue longue*, laquelle provient de l'aplatissement de la cornée transparente et de celle du cristallin, d'où résulte la diminution de convergence des rayons lumineux qui arrivent à la rétine avant d'être réunis, y remédieront par l'usage des verres convexes, qui ont la propriété de rendre aux rayons lumineux le degré de convergence nécessaire.

CHAPITRE XXXV.

CE QUI CONVIENT AUX YEUX DES CONVALESCENTS.

Les yeux des convalescents sont faibles, et le sont d'autant plus que la maladie dont ils ont été atteints a été plus grave, et surtout, si c'est une affection inflammatoire, que les évacuations sanguines ont été plus copieuses. Parmi ces derniers, chez quelques-uns, la vue devient si faible qu'elle approche même de la cécité.

On remédie à cet état en s'abstenant de toute espèce d'application de la vue pendant un certain temps, jusqu'à ce que le corps ait repris ses forces. En pareil cas, l'eau fraîche sur les yeux, plusieurs fois le jour, et les bons aliments, surtout l'usage des potages, jusqu'à trois dans le jour, le bon vin vieux, les viandes bouillies et rôties suffisent, et en rétablissant la santé remettent la vue entièrement.

Le convalescent doit bien se garder de lire, ni d'écrire, ni de faire travailler sa vue. Il faut qu'il l'exerce peu à peu, et ce ne sera qu'après que les forces entières du corps seront revenues qu'il fera travailler ses yeux.

Les maladies qui affectent le plus les yeux sont les fièvres éruptives, entre autres la petite-vérole et la rougeole, qui pendant longtemps laissent les yeux sensibles, rouges et larmoyants; les coups portés à la tête, les chutes qui secouent violemment le cerveau, etc.

CHAPITRE XXXVI.

MOYENS PROPRES A COMBATTRE LES AFFECTIONS DES YEUX PROVENANT DE LA PIQURE DES INSECTES, DE CONTUSION, ET DE REFROIDISSEMENT SUBIT, LE VISAGE ÉTANT EN SUEUR.

Pour s'opposer à l'inflammation et au gonflement douloureux qui survient aux paupières par suite de la piqûre d'un insecte, tels que guêpes, mouches à miel, frélons, cousins, moucherons, maringouins et autres, ce qui en empêche l'ouverture, gêne la vision et produit l'inflammation du globe de l'œil, il faut d'abord enlever l'aiguillon de l'insecte, s'il est resté dans la piqûre; on se servira à cet effet d'une très-petite pince. On lavera ensuite la partie avec de l'eau fraîche dans laquelle on fera dissoudre une pincée de sel marin sur la quantité d'un verre, ou on étendra une cuillerée à café de bon vinaigre dans un demi-verre d'eau. On peut remplacer le vinaigre par l'alcool, ou par quelques gouttes d'ammoniaque liquide, ou de l'eau de luce.

Le gonflement qui survient quelquefois aux paupières, par suite de l'évaporation d'une substance délétère, se dissipe assez promptement par l'application d'un papier brouillard trempé dans la quantité de quatre cuillerées d'eau fraîche où l'on a étendu quelques gouttes d'ammoniaque liquide.

Lorsque les coups portés sur les yeux n'affectent pas assez ces organes pour exiger la présence d'un médecin, et lors même qu'une légère extravasion de sang eût envahi la cornée transparente; si le malade ne sent que peu ou point de douleur dans l'œil affecté, mais qu'il éprouve seulement une contraction légère dans cette partie; que cependant l'œil soit rouge et sanguinolent, que les parties environnantes soient bleuâtres et gonflées, l'emploi des moyens suivants dissipera ces symptômes.

16

On prendra deux gros de feuilles de romarin concassées; on jettera pardessus quatre onces de bon vin rouge en ébullition; on laissera reposer le tout pendant un quart d'heure, et, après l'avoir passé à travers un linge, on y trempera de petites compresses de linge qu'on appliquera sur l'œil malade. On aura soin de laver souvent l'œil avec ce liquide et de renouveler l'application des compresses autant de fois, ayant soin d'employer cette infusion à la température de l'eau tiède.

Lorsque, le corps étant dans un état de forte transpiration, on a l'imprudence de laver ses yeux avec de l'eau fraîche, ou que, dans cet état, la tête étant suante, on s'expose subitement à un courant d'air froid, bien souvent il en résulte, peu d'instants après, une enflure rougeâtre qui affecte les paupières, surtout la supérieure, d'où résulte d'abord la difficulté de les ouvrir; ensuite, si la maladie persiste, l'inflammation du globe de l'œil survient. Cette affection devenant toujours sérieuse pour peu qu'elle soit négligée, il faut y porter remède tout de suite; à cet effet on remplira un petit sachet, fait avec du linge fin, de fleurs de sureau bien sèches, qu'on aura soin de faire chauffer et qu'on appliquera sur les yeux, après l'avoir exposé à la vapeur du camphre. On pourra remplacer la fleur de sureau par la farine de pois également bien sèche.

Dans ces cas-là, il est toujours très-dangereux de laver ses yeux avec des eaux spiritueuses ou des liqueurs irritantes.

CHAPITRE XXXVII.

DE L'USAGE DES DIFFÉRENTS VERRES PROPRES A LA CONFECTION DES LUNETTES.

Toutes les fois qu'on peut ne pas faire usage de verres pour la perception des objets, il faut l'éviter, et c'est un mal que de s'en servir, lors même que par leur moyen on en obtiendrait un léger avantage pour la vision. Mais lorsque l'état de la vue exige impérieusement leur usage, il faut alors apporter les plus grands soins dans le choix qu'on doit en faire.

En général la vue ne peut se soutenir que par le moyen de verres dont la fabrication et la préparation ont été faites avec soin et de la manière la plus régulière; car les meilleurs ne sauraient encore être trop bons. Aussi l'usage des verres mal confectionnés n'est propre qu'à gâter et dégrader la vue.

Une règle essentielle à suivre, et qui doit toujours diriger dans la confection des verres, c'est l'unité et la régularité de leur courbure, comme aussi les soins qu'on doit apporter dans la fabrication du verre qui est destiné à la confection des lunettes. Ce doit être du verre fin, sans bouillons et sans stries, facile à polir, et ne présentant qu'une seule courbure. Car ce n'est que par le moyen de verres dont la préparation et la confection sont aussi parfaites que possible, et qui s'approprient également bien à l'état de la vue, qu'on parvient à conserver celle-ci pendant de longues années.

En effet, les verres qui présentent les défauts que nous venons de signaler, surtout ceux qui ont diverses courbures, ne représentent les objets ni dans leur rectitude, ni dans leurs couleurs naturelles; ce qui occasionne de la contriction dans les yeux pour percevoir les objets plus distinctement.

La disparité des foyers dans les deux verres qui composent les lunettes produit également de grands désordres dans la vue. Il en résulte des étincelles qui proviennent de ce que les rayons lumineux viennent s'y briser irrégulièrement, et l'on croit remédier à ces divers inconvénients en faisant usage de verres de différentes couleurs. Mais ces différentes teintes, vertes, jaunes, bleues, violettes, nuisent plus ou moins à la vue, d'abord en l'habituant insensiblement à percevoir les objets différemment de ce qu'ils sont réellement, ensuite en émoussant la sensibilité de la rétine, et en facilitant par la suite le développement de la goutte-sereine.

Il n'est pas toujours facile de reconnaître si les verres sont bien confectionnés, et surtout d'apercevoir l'irrégularité de leur courbure ; cependant, si ce sont de verres bi-convexes, c'est-à-dire ceux qui sont bombés des deux côtés, en les exposant au soleil, ils offrent un cercle lumineux à l'endroit de leur foyer. Lorsque le verre est bien figuré, le cercle lumineux qu'il donne est petit, vif et parfaitement rond ; et si on met au-dessous une substance combustible, telle que l'amadou, cette substance prend feu promptement, tandis que, si le verre est mal conformé, le cercle lumineux qu'il formera ne sera pas parfaitement rond, la lumière n'en sera pas vive, et la matière combustible ne s'allumera pas, ou restera bien plus longtemps.

Il résulte de l'expérience que nous venons de

décrire que le cône lumineux formé par des verres mal confectionnés, étant irrégulièrement rond, force la pupille, soit à se contracter, soit à s'élargir d'une manière irrégulière et même outre mesure, et par là gâte la vision.

Les verres ternes, sombres, obscurs, ne sont pas moins nuisibles à la vue. Tels sont généralement toutes les sortes de verres lorsqu'ils sont dépolis par l'effet du temps et de l'usure.

Il en est de même de ceux dont le pourtour est entouré de linge, et cela pour empêcher la plus petite parcelle d'air de se mettre en contact avec le globe de l'œil. Les personnes qui embéguinent ainsi leurs verres pensent que l'air est contraire à l'œil et que c'est ce qui l'irrite le plus. Elles ne réfléchissent pas que, par ce moyen, l'air n'étant pas renouvelé s'échauffe par l'effet du calorique qui se dégage de l'œil même, et que dans cet état il produit le mal qu'on voulait éviter, et qu'ensuite cet air, se trouvant surchargé de la transpiration cutanée, la dépose sur la surface interne des verres, et qu'alors ceux-ci perdant leur diaphanéité s'opposent à la vision ; il en résulte en outre que l'irritation que produit cet air chaud et humide augmente celle qui affecte déjà le globe de l'œil, la fait dégénérer promptement en vraie inflammation, et que, si l'œil est sain, il devient bientôt malade.

Les voyageurs ont la mauvaise habitude, pour préserver leurs yeux de la poussière, de les garnir d'une paire de bésicles dont les bords sont revêtus de peau. Ils ne tardent pas à s'apercevoir que leurs yeux, ainsi emprisonnés et calfeutrés, éprouvent un bien plus grand dommage de l'usage des bésicles que du vent et de la poussière dont ils ont voulu les préserver. Le seul moyen efficace en pareil cas, ce sont des lotions fréquentes sur les yeux, faites avec de l'eau fraîche, qu'on a l'avantage de rencontrer dans toutes les localités où l'on se trouve. Les personnes qui font usage de verres ainsi rembourrés sauront que l'air et l'eau fraîche sont les meilleurs moyens pour entretenir la santé des yeux, et que les en priver c'est les rendre malades. Ainsi donc, si elles ont du bon sens, elles se déferont de cet attirail inutile et toujours nuisible à leur vue.

Un autre inconvénient provenant de l'usage des verres, c'est de ne se servir que d'un seul pour percevoir les objets ; mais en ne se servant que d'un seul verre on n'exerce qu'un seul œil, et toujours le même ; de manière qu'étant constamment exercé il acquiert bien plus de force que l'autre, tandis que celui-ci s'affaiblit de plus en plus, faute d'exercice, et qu'il finit par dépérir tout à fait par cette inaction.

Malheureusement bien des personnes à vue ordinaire, et surtout à vue courte, comme chez les myopes, se persuadent qu'elles pourront allonger leur vue en faisant usage des verres; mais elles ne se doutent pas qu'en forçant ainsi leur vue par le moyen des verres elles l'affaiblissent, et paient chèrement par la suite la satisfaction qu'elles se sont procurée de percevoir pendant quelque temps les objets à une plus grande distance.

On ne doit prendre des lunettes ni par goût, ni par ton, et n'y avoir recours que lorsqu'il est absolument démontré qu'on ne peut s'en passer. Mais leur usage doit être subordonné à la conformation du globe de l'œil, à celle de ses membranes et de la prunelle. D'après cela, il n'y a pas d'époque dans la vie plus propice qu'une autre pour prendre lunettes; mais c'est le seul besoin qui doit les faire adopter. Voici à peu près les signes auxquels on reconnaîtra qu'il y a nécessité de recourir aux verres.

1° On mesurera la distance du point visuel; à cet effet, on remarquera jusqu'où la vue peut s'étendre, c'est-à-dire le plus grand éloignement où l'on puisse voir distinctement les objets. Cela fait, si l'on a besoin de recourir aux verres, en regardant des objets menus, pour les voir clairement on sera forcé de les éloigner des yeux davantage que la distance fixée par le point de vue.

2° Si, lorsqu'on lit ou qu'on travaille, par une inclination inaccoutumée de la tête ou du tronc, on s'approche de plus en plus de la lumière. Les personnes dont la vue a besoin du secours des lunettes, pour lire plus facilement, rapprochent leur livre tout à fait près de la lumière, afin de mieux en distinguer les caractères.

3° Les objets très-petits, surtout ceux qui sont de couleur claire ou luisants, paraissent se confondre lorsqu'on les considère longtemps.

4° A la moindre tension, les yeux se fatiguent promptement, et pour les laisser reposer on est obligé de les détourner sur d'autres objets.

5° Le matin, à l'époque du réveil, la vue est tellement faible que ce n'est qu'après plusieurs heures qu'elle acquiert son degré de force accoutumé ; pendant cet espace de temps, elle reste dans un état de torpeur jusqu'à ce que l'air et la lumière aient suffisamment stimulé les yeux.

A ces signes seulement on peut faire usage

des verres, et se servir de lunettes. Mais pour choisir de bons verres, il faut que les lunettes ne grossissent pas beaucoup les objets, et qu'elles les laissent voir clairs, simples et tels qu'ils sont.

Les verres concaves conviennent aux personnes dont la vue est courte, et les verres convexes à celles dont la vue est longue. Pour ne pas abuser de la vue, et pour éviter de la forcer par des verres trop forts, on fera attention de pouvoir bien lire avec les lunettes à la même distance à laquelle on aurait pu le faire avec les yeux à nu, lorsque la vue était en bon état.

Je dois prévenir ici que ce n'est jamais qu'au détriment de ses yeux, qu'on fait usage de verres qui forcent la vue, au point que tel verre qui fait percevoir aujourd'hui les objets à une grande distance ne produira plus son effet trois mois ou six mois après, et qu'alors il faudra le remplacer par un verre plus fort ; et de cette manière, après quelques changements de verres, on sera devenu presque ou tout à fait aveugle, lorsqu'on aurait pu conserver sa vue pendant toute sa vie.

Je dois également prévenir les personnes, et surtout celles qui sont myopes, qui font usage des microscopes, des verres optiques et des lorgnettes, du danger qui en résulte pour leurs yeux ; que si par position elles sont obligées de s'en servir, elles doivent le faire à de courts intervalles, et laisser reposer longtemps leurs yeux, les laver souvent, ainsi que les tempes, avec de l'eau fraîche.

FIN.

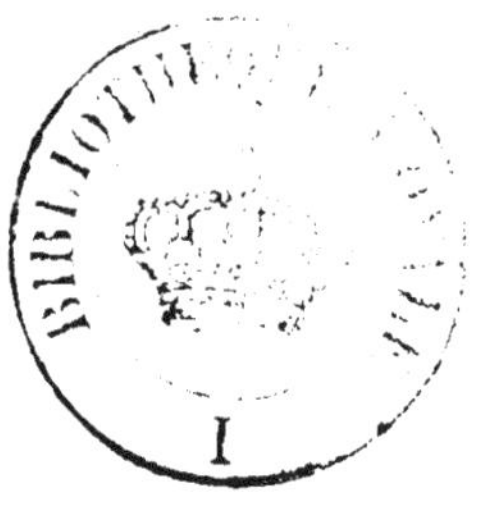

TABLE DES MATIÈRES

CONTENUES DANS CE VOLUME.

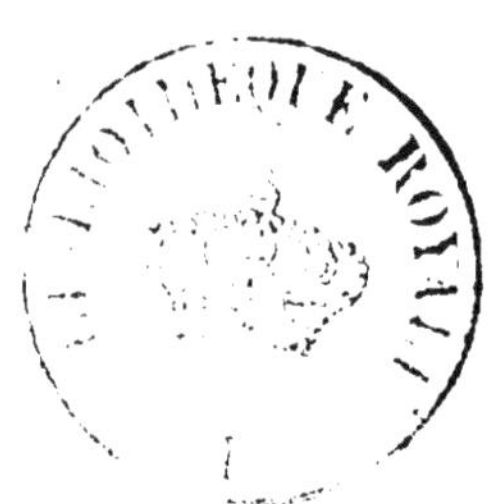

FIN DE LA TABLE.

www.ingramcontent.com/pod-product-compliance
Ingram Content Group UK Ltd.
Pitfield, Milton Keynes, MK11 3LW, UK
UKHW021646170726
13836UKWH00005B/2420